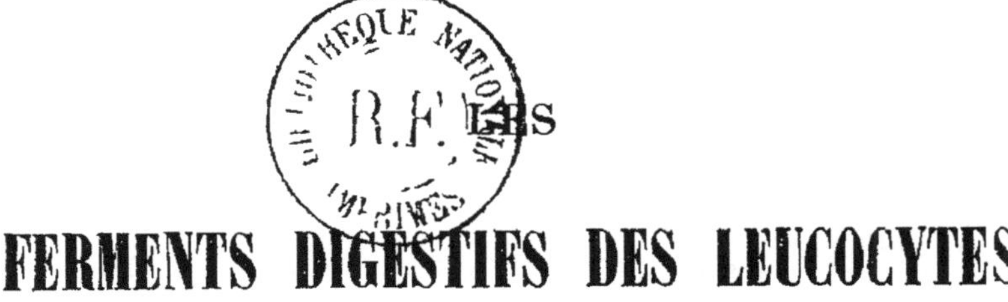

LES
FERMENTS DIGESTIFS DES LEUCOCYTES

(PROTÉASE ET LIPASE)

TRAVAUX ANTÉRIEURS SUR LE MÊME SUJET

Noël Fiessinger et Pierre-Louis Marie

Les ferments digestifs des leucocytes dans les exsudats des séreuses. Le zymo-diagnostic. *Sociefé médicale des hôpitaux,* 28 mai 1909.

Le ferment protéolytique des leucocytes dans les exsudats. *Sociéte de Biologie,* 29 mai 1909

Le zymo-diagnostic. *Journal des Praticiens,* 5 juin 1909.

Le ferment protéolytique des leucocytes dans les méningites aigues à méningocoques. *Sociefé de Biologie,* 5 juin 1909.

La lipase des leucocytes dans les organes hématopoiétiques. *Sociefé de Biologie,* 10 juillet 1909.

La lipase des leucocytes dans les exsudats. *Sociefé de Biologie,* 17 juillet 1909.

Le ferment protéolytique des leucocytes. Techniques. Applications à la physiologie générale. *Journal de Phys. et de Path. genérale,* 15 juillet 1909.

Applications à la pathologie générale. *Journal de Phys. et de Path. générale,* 15 septembre 1909

La protéase et la lipase des leucocytes. Propriétés et applications à la pathologie générale. *Archives des maladies du cœur, des vaisseaux et du sang,* octobre 1909.

Noël Fiessinger

Comment guérir un abcès froid (avec A. Coyon et J. Laurence). *Journal des Praticiens,* 2 octobre 1909.

Infection secondaire à staphylocoque doré dans un pyopneumothorax tuberculeux. Étude des réactions digestives des leucocytes (avec A. Coyon). *Presse Médicale,* 14 octobre 1909.

Le traitement des suppurations aiguës par l'antiferment protéolytique (avec J. Laurence). *Journal des Praticiens,* 27 novembre 1909.

Rôle de la lipase dans la défense antibacillaire. Sociefé d'études scientifiques sur la tuberculose *Bulletin,* decembre 1909, et *Revue de la tuberculose,* 1910.

Rôle du ferment protéolytique des leucocytes dans la résolution de l'exsudat pneumonique (avec Bauffle) *Revue de Médecine,* 10 avril 1910.

LES
FERMENTS DIGESTIFS
DES LEUCOCYTES

(PROTÉASE ET LIPASE)

LE ZYMO-DIAGNOSTIC

Applications à la Physiologie et à la Pathologie générale
au Diagnostic clinique et à la Thérapeutique moderne

PAR

Noël FIESSINGER
CHEF DE LABORATOIRE
A L'HÔPITAL BEAUJON

Pierre-Louis MARIE
INTERNE DES HÔPITAUX
DE PARIS

PARIS
A. MALOINE, ÉDITEUR
25-27, RUE DE L'ÉCOLE-DE-MÉDECINE, 25-27

1910

INTRODUCTION

A la suite des études modernes qui révélèrent la morphologie des leucocytes, nous avons vu germer dans ces derniers temps l'étude de la biologie leucocytaire. Poursuivie à la lumière des recherches physiologiques et pathologiques, l'analyse scientifique a montré que le leucocyte était capable d'élaborer des ferments. Ces ferments sont multiples : oxydases, catalases, ferments hydrolysants, amylase, protéase, lipase, ferments coagulants. Après sa formation, le ferment transporte à distance l'action du leucocyte ; ainsi l'influence leucocytaire dépasse le cadre de l'influence locale, la phagocytose n'est plus seule à traduire l'action du leucocyte, une répercussion plus éloignée intervient où les ferments jouent un rôle prépondérant. Mais si les ferments traduisent la vie du leucocyte, il ne faudrait pas les considérer comme prenant fin avec la mort de cet élément. Nous aurons l'occasion de démontrer que certains d'entre eux persistent après la mort du globule blanc ils prolongent en quelque sorte son action. Le produit sécrété vit plus longtemps que l'élément qui lui a donné naissance. Ainsi la sphère de l'influence leucocytaire s'étend considérablement quand on pénètre le rôle des ferments élaborés.

Notre but n'est pas de faire une étude de tous les ferments leucocytaires. Nous nous limiterons à deux d'entre eux : la protéase et la lipase. On peut les considérer comme deux ferments analogues aux ferments hydrolysants du tube digestif et c'est leur mode d'activité que nous allons étudier tour à tour en physiologie, en pathologie générale, en clinique et en thérapeutique.

Ce travail n'a pas la prétention d'une œuvre définitive. En matière de science, rien n'est immuable. Chaque chercheur apportant sa pierre, les recherches s'accumulent ; les connaissances s'étendent. Aussi, à l'heure présente, dans une question aussi complexe, aussi nouvelle que celle des ferments leucocytaires, nul ne peut espérer réaliser autre chose qu'une mise au point provisoire. Demain, cette question prendra une extension plus large, de nouvelles recherches éclaireront les points restés obscurs, des applications thérapeutiques imprévues surgiront. La modeste esquisse actuelle fournira les éléments du tableau de demain. Cet avenir des ferments leucocytaires nous apparaît donc gros de promesses. Notre travail, appuyé sur les bases de l'observation clinique, n'apparaît en somme qu'à la façon d'une introduction générale ou d'un prélude. Nous y avons accumulé des faits nombreux, nous efforçant d'être complets pour assurer la solidité de nos démonstrations. Qu'on ne s'attende pas au cours de ces pages à ne trouver que des recherches originales, toutes les expériences sont groupées, les nôtres personnelles comme celles qui nous sont étrangères. De la comparaison des unes et des autres nous chercherons à tirer des applications en médecine générale et en thérapeutique.

Au début de ce travail nous tenons à exprimer nos sentiments de profonde gratitude à notre maître, le professeur Albert Robin. C'est sous sa direction que nous avons travaillé, c'est sa constante bienveillance qui nous a permis de mener à bonne fin des expériences longues et minutieuses. Son nom s'inscrit en tête de cet ouvrage et nous le prions d'en accepter la dédicace en témoignage de notre respectueuse reconnaissance.

Janvier 1910.

LES
FERMENTS DIGESTIFS DES LEUCOCYTES
(PROTÉÁSE ET LIPASE)

CHAPITRE PREMIER

HISTORIQUE

On pourrait dire que les ferments digestifs des leucocytes furent connus dès que les premières notions sur la phagocytose se firent jour.Metchnikoff, en dénommant microphages les polynucléaires, leur attribuait un véritable rôle digestif, car il s'agissait d'une vraie digestion locale intraleucocytaire des microbes phagocytés. De nombreuses expériences ultérieures démontrèrent le rôle important des leucocytes dans la destruction des microbes, tels que vibrion cholérique, bactéridie charbonneuse, bacille pyocyanique, bacille du Hog-choléra, etc. Or, cette phagocytose microbienne appartenait, parmi les leucocytes, plus spécialement aux polynucléaires ; elle s'exerçait contre des éléments microbiens dont la charpente chimique est constituée par une substance albuminoïde : le polynucléaire était donc capable de digérer les albuminoïdes.

Il est naturel de rapprocher cette action phagocytaire des leucocytes, de l'évolution digestive chez certaines espèces inférieures. Chez ces dernières, il peut se former pendant la digestion des vacuoles et des zones plus acides ou plus alcalines que le reste du cytoplasme. Dans la *Stylonychia*, Engelmann voit les grains de tournesol bleu devenir rouges et Metchnikoff montre que dans le corps de *Vorticella convallaria* les grains de matière colorante s'entourent d'une vacuole dont le contenu est seul acide tandis que le reste du cytoplasme demeure alcalin. Ces faits ne sont pas rares et Le Dantec [1] en signale d'analogues chez les Stentors, les Paramécies, les Amphileptus et les Euplotes.

La phagocytose constitue en quelque sorte l'équivalent de la digestion des espèces monocellulaires et l'étude morphologique de la bactériolyse permet de saisir les différents stades de la dissolution de l'élément figuré. L'analyse histo-

1. LE DANTEC Recherches sur la digestion intracellulaire chez les Protozoaires. *Ann. Inst. Pasteur*, V, 3, p. 163,

chimique fit avancer encore cette question complexe. Metchnikoff, grâce à la vésuvine, d'autres, grâce au neutralroth, approfondirent le processus bactériolytique. Le neutralroth permet la coloration vitale des éléments : les microbes vivants restent incolores ; par contre, les microbes morts dans les leucocytes vivants se colorent en rouge et le liquide des vacuoles qui les entoure a une réaction acide. Ainsi, comme dans la digestion peptique, la digestion intraleucocytaire nécessite une acidité du milieu, mais ce n'est pas là une règle générale, car le bacille tuberculeux ne peut être digéré qu'en milieu alcalin suivant le type de la digestion tryptique.

Quelle est la cause de cette digestion intracellulaire ? Les avis sont partagés sur ce sujet. Kossel fait intervenir tantôt l'acide nucléique sécrété par le noyau, et qui est effectivement bactéricide, tantôt des substances albuminoïdes alcalines, analogues à la stourine, protamine isolée du sperme de l'esturgeon et douée d'un fort pouvoir bactéricide. Par contre, Metchnikoff considère la digestion intracellulaire comme le fait de ferments digestifs intraleucocytaires, les uns propres aux polynucléaires (microcytases), les autres propres aux mononucléaires (macrocytases). Cette digestion intraleucocytaire est entièrement comparable à la digestion extracellulaire ; on doit donc admettre l'existence dans la cellule sanguine de véritables ferments digestifs.

Ces études sur la phagocytose faisaient entrevoir l'existence des ferments digestifs des leucocytes sans permettre une affirmation définitive. Les expériences ne tardèrent pas. Il est facile de les classer schématiquement, car elles se rapportent à des ferments différents ; nous n'en étudierons que deux types : le ferment *protéolytique* et le ferment *lipolytique*.

.·.

FERMENT PROTÉOLYTIQUE

C'est à Leber que l'on doit les premières notions précises sur le ferment protéolytique des globules blancs. Cet auteur remarqua, en effet, la digestion de la fibrine et la liquéfaction de la gélatine par le pus aseptique d'un hypopyon.

Achalme[1], en 1899, découvre dans les leucocytes des épanchements suppurés des séreuses et dans les collections purulentes sous-cutanées, ganglionnaires ou autres, trois types de ferments : un ferment protéolytique qui dissout la fibrine et

---

1. ACHALME. Recherches sur la présence de ferments solubles dans le pus. *Soc. de Biol.*, 1er juillet 1898.

le blanc d'œuf coagulé, comparé par Achalme à la trypsine, une caséase qu'il tend à confondre avec le ferment précédent, enfin une diastase spéciale qui liquéfie la gélatine ; cette diastase qui solubilise la gélatine est rare dans le pus des séreuses et au contraire très abondante dans les abcès sous-cutanés. Ces ferments, ajoute Achalme, ne proviennent pas d'une action microbienne, car on les retrouve aussi abondants dans le pus des abcès provoqués par l'injection d'essence de térébenthine. Le sérum de ces pus est de quatre à vingt fois moins actif que le magma leucocytaire.

Après la remarquable communication d'Achalme, le silence se fait sur ces ferments albuminolytiques des leucocytes et Delezenne et Pozerski[1] en 1903 s'occupent des ferments protéolytiques du sérum, à l'exclusion de ceux des globules blancs. Ils montrent que le sérum sanguin, après autolyse de vingt-quatre heures dans le chloroforme, possède le pouvoir de digérer les albumines et en particulier la gélatine.

Avec les travaux récents de l'École allemande, ce ferment des leucocytes est longuement étudié, mais les auteurs étrangers semblent ignorer les

---

1. DELEZENNE ET POZERSKI. Action protéolytique du sérum après son traitement par le chloroforme. *C. R Soc. de Biologie.* t. LV, pp. 327,690 693-1903.

premières et remarquables recherches d'Achalme. Comme l'activité protéolytique des leucocytes du pus leur était inconnue, ils découvrent à nouveau le ferment leucocytaire, non pas dans les exsudats, mais à l'occasion d'études sur le sang des leucémies myélogènes.

C'est dans le sang de leucémie myélogène qu'en 1903, Erben [1] trouve, comme plus tard Schumm [2], après soixante-dix heures de séjour à l'étuve, de notables quantités de peptones et d'albumoses ; par contre, dans le sang de leucémie lymphogène ou dans le sang normal, ces auteurs ne décèlent que des traces négligeables d'albumoses ou de peptone. De tels résultats obtenus avec les polynucléaires de leucémie myélogène firent admettre l'existence d'un ferment tryptique mis en liberté par la mort de ces éléments. Au premier abord, cette réaction fut considérée comme caractéristique des leucocytes de la leucémie myélogène.

C'est de même à l'occasion de la leucémie myélogène, que Muller et Jochmann [3] en 1906 font leurs premières constatations sur le ferment des leucocytes.

1 Erben *Zeitschrift fur Heilkunde*, 1903, Bd. 24. II. II.

2. Schumm *Hofmeisters Beitræge*, IV, 9-11, p. 453.

3. Muller Ed. et Jochmann G. Ueber eine einfache Methode zum Nachweis proteolytischer Fermentwirkungen (nobsteinigen Ergebnissen besonders bei der Leukæmie), *Münchener med. Woch* , 17 juillet 1906, n° 29.

En Amérique, d'autre part, Opie [1] avait signalé le pouvoir protéolytique des leucocytes des exsudats; il l'avait retrouvé dans la moelle osseuse du chien, dans les leucocytes des abcès; il avait entrevu l'action favorable de la légère alcalinité du milieu et l'action empêchante du sérum sanguin; seulement, ces recherches appartenaient aux techniques chimiques complexes et leur interprétation prêtait à la critique.

Jusqu'alors en effet aucune technique simple n'avait été réalisée pour permettre la constatation directe et facile du processus fermentatif.

A Muller et Jochmann revient le mérite d'avoir imaginé une technique simple, facile à employer et particulièrement démonstrative. Ces auteurs déposent simplement des globules blancs ou le liquide qui les contient en suspension sur des plaques de sérum de cheval coagulé. Le dépôt de fines gouttelettes suffit. Les plaques sont ensuite portées dans un thermostat réglé à 55°, où elles séjournent de vingt-quatre à quarante-huit heures. A cette température, les éléments microbiens ne poussent qu'avec difficulté; par contre, le ferment protéolytique exerce facilement son

---

1. E. OPIE. Enzyme and antienzymes of inflammatory Exsudates. *Journ. of exper Medicine*, t. VII, 1905. *Id. Journ. of exper. Med.*, t. VII, 1905 (ferment dans la moelle osseuse). *Id.*, t. VIII, 1906 (dans les abcès).

action digestive. A quoi reconnaît-on cette digestion ? Simplement à l'examen des plaques de sérum coagulé : au niveau de chaque gouttelette
déposée se sont creusées des cupules arrondies
de liquéfaction, comme des « trous de fromage
de gruyère ».

Les premières recherches de Muller et Jochmann portèrent sur le sang des leucémies. Les
phénomènes de liquéfaction se manifestaient seulement avec le sang de leucémie ¦myélogène.
Soixante-neuf témoins faits avec du sang normal
restaient négatifs. Négative aussi l'action du tissu
de ganglion lymphatique, négative encore l'action du sang de leucémie lymphogène. Par contre, la moelle osseuse broyée agit de la même
façon que ce sang de leucémie myéloïde. De telles constatations permettaient à Muller et Jochmann d'attribuer la production du ferment aux
polynucléaires, aux myélocytes ou plus schématiquement aux leucocytes d'origine médullaire.
Pourquoi alors le sang normal, qui contient des
polynucléaires, ne liquéfie-t-il pas aussi le sérum
coagulé? C'est que, ajoutent Muller et Jochmann,
leur nombre relativement minime ne peut se manifester par une action digestive suffisamment
énergique pour attaquer d'une façon sensible les
plaques de Lœffler. Nous pouvons confirmer les
constatations de Muller et Jochmann sur le sang

normal, mais de plus nous sommes en mesure d'affirmer ce pouvoir digestif des polynucléaires normaux du sang. Après centrifugation de sang oxalaté, il nous a été facile de recueillir des globules blancs en émulsion presque pure. Or cette émulsion, où prédominent les polynucléaires, se comporte comme le sang de leucémie myélogène, en manifestant cependant un pouvoir protéolytique un peu moins accentué.

De même qu'Achalme, Muller et Jochmann reprenant l'étude des suppurations signalent dans le pus des abcès chauds, des cystites, des urétrites, des furoncles et des phlegmons, cette même propriété de digérer les milieux albumineux ; mais, plus que cet auteur, ils insistent sur l'échec des expériences entreprises avec du pus d'abcès froids ou de suppurations tuberculeuses.

Les résultats rapportés par Stern et Eppenstein [1] confirment entièrement les conclusions de Muller et Jochmann. Les polynucléaires contiennent un ferment protéolytique à l'exclusion des lymphocytes. Seule, la technique diffère, ces auteurs utilisent en effet la liquéfaction de la gélatine à 37°, comme l'avait fait antérieurement Achalme.

---

1. R. STERN ET EPPENSTEIN Ueber Fermentwirkung von Leukozyten. Sitz der Schles Gesellsch f. vaterl. Kultur. 29 juin 1907. *Munchener med. Woch.*, 1906, p. 1552.

Dans un travail ultérieur, Muller et Jochmann [1] démontrent le rôle antifermentatif du sérum sanguin normal, ils constatent que le pouvoir protéolytique s'exerce plus énergiquement sur les milieux neutres ou faiblement alcalins que sur les milieux acides. Le ferment des polynucléaires est donc analogue au ferment tryptique. Enfin dans un pus tuberculeux à réaction négative, le traitement par les injections de glycérine iodoformée fait apparaître une réaction positive, probablement à cause de l'irruption dans le pus de nombreux polynucléaires. Cette propriété des polynucléaires si saisissante est presque spéciale aux polynucléaires de l'homme. Elle fait défaut chez ceux du cobaye et du lapin. Chez ces animaux, les polynucléaires, ne digèrent ni le sérum d'homme, ni le sérum de bœuf, ni le sérum extrait de la même espèce animale. Sur ce point, nos expériences viennent encore apporter leur tribut confirmatif.

Depuis ces premières publications, l'École allemande a concentré ses efforts sur ce point nouveau ; les travaux se multiplièrent ; les uns étudiant le rôle du sérum comme antiferment, les autres cherchant des applications de ces données

---

1. MULLER ET JOCHMANN. Ueber proteolytische Fermentwirkungen der Leukozyten. *Munch med Woch*, n° 31, 31 juillet 1906, p 1507.

nouvelles à la pathologie et à la thérapeutique.
Ce sont les recherches de Muller et Kolaczck[1] sur
l'antiferment, de Jochmann et Muller[2] qui recher-
chent le ferment protéolytique dans les espèces
animales, de Muller[3], puis de Jochmann et Kantorowicz[4] qui étudient comparativement l'action
du ferment et de l'antiferment, de Schultz et
Chiarolanza[5] qui spécifient le siège de l'antiferment, de Wiens et Muller[6] qui comparent l'action
sur le ferment leucocytaire des sérums des ver-
tébrés de classes différentes, de Klieneberger et

1. E. MULLER ET H. KOLACZCK. Weitere Beitræge zur Kenntnis des proteolytischen Leukozytenferments und seines Antiferments. *Munch. med. Woch.*, 19 fév. 1907, n° 8, p. 355.

2. G. JOCHMANN ET ED. MULLER Weitere Ergebnisse unserer
Methode zum Nachweis proteolytischer Fermentwirkungen.
Munch. med. Woch , 9 okt. 1906, n° 41, p. 2002.

3. E. MULLER. Uber das Verhalten des proteolytischen Leukozytenferments und seines « Antifermentes » in den norma-
len und krankhaften Ausscheidungen des menschlichen Kœr-
pers. *Deutsches Archiv. f. klinische Medizin.* Bd 91. 3 u.
4 Heft. 1907, et Bd. 92. 3 u. 4 Heft. 1908.

4. G. JOCHMANN ET A. KANTOROWICZ Zur Kenntnis der Antifer-
mente im menschlichen Blutserum *Munchener med. Woch.*,
n° 14, 7 avril 1908, p. 728.

5 SCHULTZ ET R CHIAROLANZA. Untersuchungen uber das proteolytische Antiferment. *Deutsche med. Woch,*, n° 30, 1908.

6. WIENS ET E. MULLER. Uber die Beeinflussung des proteolytischen Leukozytenferments durch das Blutserum verschie-
dener Wirbeltierklassen. *Centralbl. f. innere Medizin,* 1907,
n° 38.

Scholtz [1] dont les études portent sur les renseignements diagnostiques que peut fournir l'évaluation des antiferments sanguins, c'est le travail de Jochmann et Lockemann [2] qui définit la préparation et les propriétés de la protéase leucocytaire et ce sont enfin nos propres recherches qui démontrent l'existence vitale de la protéase, étudient ses propriétés et ses applications à la physiologie, à la pathologie et au diagnostic clinique. Cette énumération est forcément incomplète, et ne donne qu'un aperçu rapide du nombre de travaux entrepris depuis deux années sur ce sujet. Là ne se borne pas l'étude des ferments leucocytaires; certains auteurs tentent leur utilisation dans la thérapeutique et nous aurons l'occasion d'en citer plusieurs au cours de ce travail. En somme, ce sujet excessivement complexe a quitté le domaine de la physiologie pure. La simplification des techniques de recherche, la connaissance plus approfondie des phénomènes ont fait de cette question des ferments protéolytiques une

1. KLIENEBERGER ET SCHOLTZ. Uber die Beeinflussung des proteolytischen Leukozytenfermentes durch menschliche Blutsera und uber die diagnostische Bedeutung solcher « Antifermentswirkungen ». *Deutsches Archiv fur klinische Medizin*, 93 Bd 3 u. 4 Heft. 1908

2. JOCHMANN ET LOCKEMANN. Darstellung und Eigenschaften des proteolytischen Leukozytenfermentes. *Beit z. chem. Physiol.*, t. XI, 1908, p. 449.

question d'actualité médicale. Nous verrons que ce n'est pas seulement une étude de physiologie générale ; la connaissance du ferment protéolytique projette une nouvelle clarté sur certains points de la pathologie générale. C'est enfin une notion dont le diagnostic clinique et même la thérapeutique peuvent tirer d'utiles déductions.

*
* *

FERMENT LIPOLYTIQUE

Les leucocytes contiennent-ils un ferment capable de saponifier les graisses ? Peut-on, grâce à l'action seule des leucocytes, réaliser l'émulsion, puis le dédoublement des graisses neutres en glycérine et en acides gras ?

De nombreuses recherches personnelles nous permettent de conclure par l'affirmative. De même qu'une protéase, il existe une lipase leucocytaire. Seulement, moins étudiée, plus difficile à mettre en évidence, cette lipase possède une action digestive plus complexe et certains points de cette question restent encore dans une profonde obscurité.

Lorsque Achalme en 1899 étudiait l'action fermentative du pus, l'existence de cette lipase ne

2

lui paraissait pas douteuse. Mais, là où il semble dans l'erreur, c'est quand il affirme que cette lipase se rencontre dans tous les pus. Nous aurons l'occasion de démontrer qu'il s'agit là d'une réaction presque caractéristique des suppurations à évolution chronique.

Dans les années qui suivent, des discussions s'engagent à la Société de Biologie entre H. Hanriot (de Paris) et M. Doyon et A. Morel (de Lyon),. au sujet non pas de la lipase leucocytaire, mais de la lipase du sérum sanguin. On sait bientôt que le sérum sanguin contient une lipase, que cette lipase existe déjà dans le sang du fœtus (Hanriot et Clerc), qu'elle se décèle par le dédoublement de la monobutyrine neutralisée par le carbonate de soude (Hanriot), qu'en clinique humaine elle est diminuée au cours des infections graves et des cachexies (Achard et A. Clerc), augmentée chez les ictériques, les diabétiques (Charles Garnier), chez les obèses (Ch. Achard et A. Clerc), qu'enfin les exsudats (pleurésies séro-fibrineuses, ascite, hydrothorax, pleurésies suppurées) en contiennent dans la même proportion que le sérum sanguin. Mais cette lipase n'est pas nécessairement liée à l'action des globules blancs, elle peut venir du pancréas ou des voies digestives.

La lipase leucocytaire était admise par tous comme une probabilité ; la démonstration définitive en fut donnée par Poulain [1], qui sut associer les constatations histologiques et les analyses chimiques. Cet auteur remarque que pendant la période digestive, on peut voir dans les ganglions du mésentère la graisse se transformer à l'intérieur des sinus de ces ganglions. Cette transformation est due, comme le démontre Poulain, à l'action d'une lipase comparable et identique à la lipase du sérum décrite par Hanriot. Cette lipase est sécrétée par les ganglions lymphatiques et plus généralement par le tissu lymphoïde. Elle saponifie les graisses et les dédouble en acides gras et en glycérine, mais ne décompose pas les graisses en leurs radicaux chimiques élémentaires, comme le fait le ferment découvert par Cohnstein et Michaëlis dans le sang et qui semble provenir des globules rouges. La lipase a donc une action saponifiante et non lipolytique.

A l'occasion d'une étude sur l'absorption de la graisse par les leucocytes, F. Ramond [2] fait remarquer qu'après l'injection sous-cutanée d'huile d'olives (1/2 cc. émulsionné dans 5 cc. d'eau légèrement alcalinisée), on voit se manifester aux environs de la zone injectée tout d'abord une

---

1. A Poulain *Étude de la graisse dans le ganglion normal et pathologique.* Th Paris, 1901-1902.

2. F. Ramond. De l'absorption de la graisse par les leucocytes *Soc. de Biologie*, 9 juillet 1904, p. 95.

polynucléose locale, mais rapidement, après vingt heures déjà, les polynucléaires sont remplacés par des mononucléaires et ce sont ces mononucléaires, volumineux macrophages, moyens et petits mononucléaires qui hâtent la résorption de la collection huileuse.

Ces deux constatations faites à trois années de distance, celle de Poulain en 1901, celle de F. Ramond en 1904, convergent vers une même conclusion : c'est l'appareil lymphatique, à éléments mononucléaires, qui est chargé, pour ainsi dire, de la sécrétion lipolytique.

Aussi, lorsque S. Bergel [1] en 1909 veut avoir découvert le ferment lipolytique des lymphocytes comme le fait craindre l'absence complète de toute indication bibliographique française, toutes les notions qu'il rapporte sont une répétition déformée des constatations de Poulain et de Ramond. L'auteur allemand montre que les lymphocytes seuls possèdent le pouvoir de dédoubler les graisses neutres ; les polynucléaires sont dénués de toute action lipasique. Le dépôt de pus à lymphocytes sur des plaques de cire jaune ou de stéarine détermine, après vingt-quatre heures d'étuve à 52°, une dépression légère bordée d'un

---

1. Bergel. Fettspaltendes Ferment in den Lymphozyten. *Munch. mediz. Woch*, n° 2, 12 janv. 1909, p. 61.

rempart plus élevé ; mêlé à de la graisse de beurre neutre ou à de la graisse d'os, ce pus acidifie le milieu par la mise en liberté des acides gras. Les recherches, faites comparativement avec des pus aigus, restent négatives. Bergel compare l'action du pus tuberculeux sur des graisses de différentes provenances et conclut à la nature lymphocytaire du pus tuberculeux.

Nous aurons l'occasion au cours de ce travail de pousser plus avant cette étude du ferment lipolytique, en délimitant son action, en analysant le processus fermentatif et en étudiant son rôle en physiologie et en pathologie, ce que nous ferons en nous basant sur de nombreuses expériences personnelles et sur les travaux que nous avons publiés antérieurement.

.·.

Ce rapide historique nous démontre que les ferments digestifs des leucocytes ont depuis longtemps fixé l'attention. En excluant les ferments secondaires et d'importance médiocre, nous voyons que le leucocyte peut donner naissance à deux espèces de ferments digestifs : *le ferment protéolytique ou protéase, le ferment lipolytique ou lipase.*

CHAPITRE II

RECHERCHE, ISOLEMENT, PROPRIÉTÉS

TECHNIQUES

La technique pour la recherche des ferments leucocytaires comprend :

1° L'isolement des leucocytes ;

2° La recherche et la mise en évidence des ferments de ces leucocytes isolés.

1° Isolement des leucocytes

Il est nécessaire d'obtenir une émulsion concentrée de leucocytes, de façon à réduire sous le plus petit volume l'action du plus grand nombre possible de leucocytes. De plus, il est utile de ne pas conserver avec les leucocytes une grande quantité de sérum sanguin ou de liquide d'exsudat, ces liquides contenant un antiferment qui entrave l'action de la protéase leucocytaire.

a) *Dans le sang.* — Pour apprécier l'activité fermentative des leucocytes du sang, on reçoit ce sang dans un tube à centrifuger contenant 2 centimètres cubes de solution oxalatée isotonique ; ainsi le sang ne se coagule pas. On recueille 3 à 4 centimètres cubes de sang, et le mélange est centrifugé fortement pendant deux minutes ; puis on décante les couches supérieures du mélange, elles sont colorées en rose et d'aspect moiré. Nouvelle centrifugation prolongée cette fois du liquide décanté ; c'est dans les couches supérieures de ce deuxième culot que se trouvent les globules blancs, qu'on prélève avec une pipette promenée sur le tapis blanchâtre qui sépare globules rouges et liquide surnageant. On obtient ainsi des leucocytes en abondance, des globulins et quelques globules rouges. Ce mélange peut être employé tel quel, car la séparation complète des globules blancs est irréalisable, si on veut leur conserver leur intégrité anatomique et physiologique.

Quand il s'agit d'une leucémie myélogène, cet isolement des globules blancs devient superflu ; leur activité et leur abondance sont telles qu'ils exercent leur action fermentative malgré la présence de sérum et de globules rouges.

b) *Dans les exsudats.* — C'est sur ce point particulier qu'ont porté nos recherches ; toujours la technique suivante nous a paru à la fois suffisante et à l'abri des causes d'erreur : centrifuger rapidement l'exsudat avant toute coagulation fibrineuse. Cette coagulation, si elle se produit durant la centrifugation, n'empêche pas cependant le dépôt des éléments figurés, aussi avons-nous abandonné, comme une précaution inutile, la défibrination à l'aide de perles de verre. Après cinq à dix minutes de centrifugation, le culot est recueilli à l'aide d'une pipette fine ; il peut être employé tel quel ou dilué dans l'eau chlorurée sodique à 8 %₀.

c) *Dans le pus.* — On utilise le pus soit pur, soit dilué dans l'eau chlorurée sodique à 8 %₀.

On peut aussi laver les éléments figurés du pus dans l'eau salée isotonique et recueillir le culot de centrifugation après le deuxième lavage. Les résultats sont d'ailleurs les mêmes, quelle que soit la technique employée, car le plasma du pus ne possède pas de pouvoir antifermentatif appréciable.

2° Recherche des ferments

A. — Préparation et ensemencement des milieux. —Comme tout ferment organique, les zymases leucocytaires ont pour ainsi dire des « préférences » pour certains milieux, il convient donc de bien connaître les milieux de choix, ceux où s'exerce l'action fermentative avec le maximum d'activité.

Milieux albumineux. — Ces milieux, destinés à mettre en évidence l'activité protéolytique des ferments, sont nombreux, mais d'inégale valeur. Il en est qu'il faut rejeter, car ils exposent à de grossières erreurs. La *gélatine* est de ce nombre. Malgré les résultats positifs obtenus par Stern et Eppenstein avec le pus, malgré ceux de Delezenne et Pozerski avec le sérum autolysé en présence de chloroforme, nous avons rejeté son emploi, à cause de sa trop facile liquéfaction par les éléments microbiens. On peut nous objecter que cet ensemencement ne se réalise pas quand on procède avec une asepsie absolue et que le développement des microbes se fait mal dans les étuves à 52°-55°. Ces objections sont justes ; aussi est-ce uniquement par souci d'une scrupuleuse exactitude que notre préférence s'est portée vers d'autres milieux.

Ceux d'*ovalbumine liquide* ne nous ont pas paru non plus recommandables : il est difficile de juger de leur digestion. On en est réduit, en effet, à rechercher dans ces milieux l'existence de peptones et d'acides amidés, fruits des mutations digestives. Les peptones, en particulier, peuvent être décelées par la réaction du biuret, après leur séparation des albumines par la chaleur en présence d'acide trichloracétique, technique qui nous a été utile pour étudier l'action des ferments isolés. Mais toutes ces recherches sont trop longues ou trop délicates pour être utilisées journellement au cours des recherches en série.

Le *sérum de bœuf coagulé*. préconisé par Muller et Jochmann, constitue un bon milieu. On peut l'utiliser en plaques coulées dans des boîtes de Petri : le sérum stérile est porté pendant deux heures dans l'étuve à coagulation à 80° ou placé plus simplement au bain-marie. L'emploi de tubes inclinés, en tout semblables à ceux qui servent pour l'ensemencement du bacille diphtérique, nous a paru encore plus pratique. Sur ce milieu, l'action du ferment protéolytique entraîne une liquéfaction localisée, le sérum se creuse en cupules ou en rigoles, suivant le mode des ensemencements, goutte ou strie. Ce milieu de sérum présente néanmoins un inconvénient : sa surface conserve généralement une certaine humidité, d'où, au moment du dépôt des gouttelettes d'émulsion leucocytaire, production de diffusions et d'étalements nuisibles à la manifestation nette des réactions fermentives. En outre, Erben[1] a montré que le sérum coagulé peut encore contenir des traces d'antiferment sanguin, dont la présence entrave quelque peu la digestion du milieu par les globules blancs.

---

1. Fr. Erben. Uber das proteolytische Ferment der Leukozyten und die Autolyse normales Menschenblutes *Munch. med. Woch.*, t. LIII, 25 déc. 1906, p. 2567.

Aussi préférons-nous, comme milieu de choix, les tubes ou les plaques d'*ovalbumine coagulée.* Si la pepsine et même la trypsine ne digèrent pas avec facilité l'ovalbumine coagulée, il n'en est pas de même du ferment leucocytaire. Les tubes inclinés ou les boîtes sont préparés suivant la même technique que le sérum, avec du blanc d'œuf aseptiquement recueilli. La coagulation doit être complète ; la surface de l'albumine relativement sèche permet des ensemencements très limités[1]. Après vingt-quatre ou quarante-huit heures d'étuve à 52°-55°, l'action du ferment, de même que sur le sérum, se manifeste par une liquéfaction du milieu due à la peptonisation et cette digestion dessine des cupules si évidentes et si schématiques qu'aucun doute n'est possible sur la cause qui préside à leur formation.

Milieux graisseux. — C'est aux *milieux gras* qu'il faut demander les réactions caractéristiques de la lipase. Ce ferment dédouble par hydrolyse les graisses neutres en acides gras et en glycérine ;

---

1. Nous avons indiqué un milieu d'ovalbumine encore plus simple, consistant en un œuf dur, dont un des pôles, décalotté avec précaution de sa coquille et abrasé, fournit une surface plane d'ensemencement qu'on recouvre ensuite de la calotte de coquille enlevée pour éviter la dessiccation pendant le séjour à l'étuve (voir N. Fiessinger et P.-L. Marie. *Journ. des Praticiens*, 5 juin 1909).

mais son action ne se borne pas à ce dédoublement des graisses neutres, elle s'étend aussi à
certains éthers de la série alcoolique et de la série
phénolique. En décomposant ces éthers, la lipase
fait apparaître des acides gras. Ces acides sont
susceptibles de se combiner à une base pour
donner des savons. Or, c'est sur l'intensité de
cette réaction acide ou sur la diminution de l'alcalinité du milieu digéré (puisqu'une partie de la
substance alcaline est absorbée par l'acide mis en
liberté) que l'on doit baser la méthode de recherche de la lipase.

Nous avons couramment utilisé deux catégories
de substances grasses : les substances solides et les
substances liquides (N. Fiessinger et P.-L. Marie).

Les *substances solides* offrent l'avantage de
donner des résultats rapides et de ne pas néces-
siter une technique compliquée, mais elles présentent un grave inconvénient, celui de ne pas fournir des résultats rigoureusement constants et
précis. De nombreux milieux pourraient être uti-
lisés : les plaques de stéarine, de beurre de cacao,
de palmitine, de cire blanche et de cire jaune. Il
est possible encore de combiner ces substances
entre elles et avec la lanoline anhydre et l'oléine
pour avoir les consistances les plus variables. Le
but à obtenir est un milieu à surface régulière,
qui reste solide à la température de l'étuve et qui

cependant ne soit pas trop dur pour se mieux prêter à l'action digestive de la lipase. La *cire jaune pure d'abeilles* nous a paru réaliser tous ces avantages, tandis que les autres milieux ne nous ont fourni aucun résultat satisfaisant. La cire jaune fusible à 60° est coulée en plaques de Petri qu'on laisse refroidir à l'air et sans couvercle pour éviter les fendillements. Le matériel à analyser est déposé à sa surface et après vingt-quatre heures ou mieux quarante-huit heures d'étuve à 55°, la digestion se manifeste par la production de dépressions d'aspect grenu spécial dont les bords paraissent soulevés en rempart ou se creusent en une petite rigole circulaire. De même que Bergel, nous avons fait de nombreux témoins avec de l'eau distillée, des liquides de natures diverses et des émulsions de poussières ; jamais avec les témoins la cire n'est aussi profondément déprimée et l'altération se borne à un simple dépoli de la surface ensemencée. Pour constater la réaction, il faut parfois débarrasser la plaque de cire du liquide qui la recouvre ; lorsqu'il s'agit de pus, un lavage à l'eau savonneuse fait avec grande douceur suffit.

Les milieux liquides offrent, sinon une réalisation plus simple, du moins une exactitude plus rigoureuse. En effet, avec ces milieux, il est possible d'évaluer l'intensité de la décomposition des graisses en dosant la quantité des acides mis en liberté. Nous avons comparé dans de nombreuses circonstances deux réactions :

La réaction à la monobutyrine ;

La réaction à la graisse de beurre en présence de carbonate de soude.

1° *Réaction à la monobutyrine.* — La technique préconisée par M. Hanriot présente de nombreux avantages. C'est une réaction particulièrement sensible ; en effet la monobutyrine étant soluble dans l'eau permet un mélange intime avec les émulsions dont on désire apprécier le pouvoir lipasique. C'est aussi une réaction d'exécution rapide.

Nous avons utilisé la solution de monobutyrine au 1/100. Dix centimètres cubes sont répartis dans un tube stérile après neutralisation légère au carbonate de soude (jugée par l'indicateur phénolphtaléine). On ajoute ensuite le liquide à examiner. Le tout est porté vingt-cinq minutes à l'étuve à 37° (technique de Clerc [1]), neutralisé ensuite par un dosage à l'aide d'une solution faible de carbonate de soude (2 gr. 12 par litre) versée goutte à goutte avec une pipette débitant 20 gouttes par centimètre cube. Nouveau séjour à l'étuve, puis nouveau dosage. On fait la moyenne de ces deux dosages et on la compare avec de nombreux

---

1. A. Clerc. *Contribution à l'etude de quelques ferments solubles du serum sanguin* These Paris, 1902.

tubes témoins. De la sorte, il est possible d'évaluer l'activité de la lipase du mélange examiné ; mais il faut ajouter que la monobutyrine offre un sérieux inconvénient par sa trop grande sensibilité même. Son dédoublement se fait spontanément à l'étuve, et se trouve accentué par une trop grande abondance de carbonate de soude ; par contre, la phénolphtaléine en trop forte quantité retarde l'action de la lipase (Hanriot). Ces causes d'erreur expliquent les opinions et les expériences contradictoires de Doyon et Morel. Les résultats ne sont pas toujours constants, et comme, de plus, la monobutyrine ne réalise pas toutes les propriétés des graisses neutres, on comprend la nécessité où l'on se trouve actuellement, après les discussions de la Société de Biologie en 1902, de comparer les résultats fournis par la monobutyrine avec ceux donnés par les graisses neutres. Aussi avons-nous parallèlement employé la monobutyrine et les graisses neutres et en particulier la graisse de beurre.

2° *Réaction de la graisse de beurre en présence de carbonate de soude.* — La graisse de beurre nous a semblé préférable aux huiles d'amandes, d'olives, de vaseline et à la lécithine à 4 °/₀, parce qu'elle se rapproche plus des graisses animales et par suite présente une plus grande facilité d'attaque par les lipases animales. Pour utiliser la graisse de beurre, il fallait être sûr de sa pureté et de sa réaction neutre. Le beurre fut donc lavé à plusieurs reprises avec une solution faible de carbonate de soude, puis longuement porté à l'ébullition et recueilli ensuite dans l'éther sulfurique. Au moment de l'emploi, il suffisait de faire bouillir quelques minutes cette solution éthérée pour obtenir une graisse de beurre chimiquement pure et neutre.

Cette graisse peut être directement mise en présence du liquide ou de l'émulsion dont on veut apprécier le pouvoir lipolytique (0,5 de graisse + 1 cc. du liquide ou de l'émulsion à examiner + 4 cc. d'eau distillée gommée pour faciliter l'émulsion). Au bout de vingt-quatre heures ou quarante-huit heures, le papier de tournesol après adjonction au mélange de quelques gouttes d'alcool signale une réaction fortement acide, quand une lipase est intervenue.

Nous avons le plus souvent eu recours à la technique recommandée par M. Hanriot[1], mais en modifiant un peu les quantités employées. L'impossibilité où nous étions d'étudier de grandes quantités de solutions lipasiques nécessitait une technique plus restreinte. Dans les premiers tubes d'expérience étaient répartis 0,5 centimètres cubes de graisse de beurre, 5 centimètres cubes de solu-

1. Hanriot. La lipase du sang, *Société de Biologie*, 15 février 1902, p. 182.

tion de carbonate de soude (5 gr. 72 par litre ou solution déci-normale), puis 1 centimètre cube du liquide à examiner. D'autres tubes servaient de témoins (pus chauffé à 80° pendant dix minutes, eau distillée). Après vingt-quatre heures on dosait l'alcalinité de chaque tube avec une solution d'acide acétique à 0,5 ‰. Lorsque dans un tube s'était faite une digestion des graisses, les acides gras mis en liberté se combinaient au carbonate de soude pour former des savons, et l'alcalinité du melange diminuait d'autant.

Malgré son apparente exactitude, cette réaction nous exposait à une cause d'erreur : l'acidité de notre mélange pouvait ne pas provenir de la formation d'acides gras, mais de la formation d'acides amidés que produit le ferment du pus à polynucléaires quand il agit sur les propres albumines des éléments cellulaires. Aussi quand nous avons apprécié le pouvoir lipolytique d'un pus à polynucléaires avons-nous toujours comparé nos réactions avec des tubes témoins où le pus était laissé en présence de carbonate de soude sans graisse. De la sorte, nous pouvions connaître l'intensité de l'acidité produite par protéolyse. Cette acidité nous a paru le plus souvent peu considérable.

B. — Choix d'une étuve. — Müller et Jochmann recommandent un thermostat. Après avoir essayé

d'abord le simple bain-marie, qui suffit au prati-
cien, puis l'étuve courante à paraffine, nous nous
sommes arrêtés à l'étuve à plan inclinée de Koch.
Elle offre plusieurs avantages, elle est vaste et
permet de suivre à travers la vitre les modifications qui se produisent durant les vingt-quatre ou
quarante-huit heures de séjour nécessaire. Cette
étuve est réglée aux environs de 53°.

EXTRACTION ET ÉTUDE DES FERMENTS ISOLÉS

La démonstration chimique de l'existence de
ces ferments ne pouvait être fournie que par leur
extraction. La technique que nous avons employée
diffère par plusieurs points de celle de Jochmann
et Lockemann.

Un pus quelconque, dont les ferments étaient
étudiés simultanément à l'aide des milieux albumineux, graisseux ou amylacés, était mélangé à
son volume d'alcool-éther (environ 20 cc.). Le
précipité abondant obtenu était recueilli par
centrifugation rapide, et lavé plusieurs fois à l'alcool absolu, puis recueilli et porté dans une
solution de glycérine étendue. Après vingt-quatre

heures de dissolution dans la glycérine, le liquide était filtré, c'est dans ce liquide filtré qu'une nouvelle addition d'alcool-éther précipitait de nouveau quelques albumines et le ferment leucocytaire. Pour recueillir ce précipité, nous avons eu recours à la centrifugation très rapide, le culot d'un même tube était lavé à plusieurs reprises à l'alcool à 90°, puis à l'alcool absolu, enfin recueilli et desséché sur lame de verre. Pour utiliser le ferment, il suffisait de dissoudre le précipité dans 1 ou 2 centimètres cubes d'eau ou de sérum chloruré sodique à 8 °/₀₀.

Nous avons à l'aide de cette technique retiré des ferments divers de pus non lavé et de pus lavé, de pus frais et de pus autolysé vingt-quatre heures à 55°, de pus aigu et de pus tuberculeux. L'action de ces differents pus et émulsions de leucocytes vis-à-vis de differents milieux peut être comparée et de cette comparaison découle plus d'une notion importante.

Le pus de suppuration aigue provenait dans deux cas de méningite cérébro-spinale (2 cc. de pus) et dans un autre cas d'une pleurésie aigue à pneumocoques. Comme pus de suppuration chronique, nous avons utilisé trois séries de pus pleural provenant de pleurésies tuberculeuses suppurées et deux pus provenant d'abcès froids tuberculeux.

1° FERMENT PROTLOLYTIQUL

Le ferment protéolytique est extrait des suppurations aigues à polynucléaires. Son action se manifeste rapidement à 37° ou même à 50° sur les albumines. On peut obtenir une concentration suffisante pour digérer les albumines coagulées ou la gélatine, mais la réaction est plus évidente sur une dilution à 10 % d'ovalbumine fraîche. Après vingt-quatre ou quarante-huit heures d'étuve, l'ovalbumine (1 cc.) mise en présence du ferment (1 cc.) dilué dans l'eau chlorurée sodique à 8 %, est transformée en albumoses, en peptones et aussi en acides amidés, leucine et tyrosine.

a) *Recherche des peptones*. — Nous avons employé dans ce but la réaction du biuret.

b) *Recherche des albumoses*. — La digestion terminée, on acidule le milieu avec l'acide acétique. On porte à ébullition ; filtration ; saturation de la solution avec des cristaux de sulfate d'ammoniaque ; les albumoses se précipitent ; elles sont toujours abondantes dans ces digestions leucocytaires.

c) *Recherche des acides amidés*. — Après précipitation des albumoses, le liquide filtré est chauffé. On fait disparaître le sulfate d'ammoniaque en ajoutant du carbonate de baryum qui se transforme en sulfate de baryum qu'on sépare par filtration. L'excès de baryum dans le filtrat est précipité par addition goutte à goutte d'acide sulfurique dilué. Après nouvelle filtration, le liquide obtenu est évaporé à basse température : les acides amidés (leucine, tyrosine) cristallisent. On peut les reconnaître alors par l'aspect de leurs cristaux ; aiguilles de tyrosine microscopiques, incolores, agglomérées en houppe ; pour la leucine, lamelles cristallines, brillantes, en petites masses à cristallisations radiées ou grains réfringents. La réaction de Piria, à l'acide sulfurique et au perchlorure de fer, donne avec la tyrosine une coloration violette ; la réaction à l'acétate de cuivre donne avec la leucine une combinaison cuivrique cristalline qui se précipite [1].

Propriétés. — Le ferment protéolytique que nous avons isolé des pus de suppuration pleurale et de suppuration méningée au cours de la méningite cérébro-spinale, pousse les transformations des albuminoïdes jusqu'aux acides amidés, c'est donc une digestion complète qu'il effectue. Seulement, pour obtenir son maximum d'action, le milieu doit être légèrement alcalin. La présence

1. Pour ces réactions voir les traités de chimie organique.

d'acide acétique entrave nettement l'action digestive ; cependant il faut des doses élevées d'acide
pour empêcher toute protéolyse.

Le chauffage à 75° pendant un quart d'heure
détruit l'activité du ferment, par contre les sels
de calcium l'augmentent.

G. Jochmann et G. Lockemann [1] ont montré
que ce ferment liquéfie la gélatine, la fibrine crue,
le sérum coagulé, les hématies, digère la caséine
du lait cuit (ancienne caséase d'Achalme). La
peptone de Witte est attaquée et on observe l'apparition de leucine, de tyrosine, de tryptophane et
d'ammoniaque.

Faut-il distinguer avec Achalme dans le pus un
ferment protéolytique qui digère la fibrine, une
caséase qui fait rétracter le caillot du lait, et enfin
une diastase qui liquéfie la gélatine ? Les deux
premiers ferments peuvent être confondus en un
seul, qui est analogue au ferment tryptique, mais
le troisième s'en distingue. Achalme l'a retrouvé
rarement dans le pus venant des séreuses, et par
contre fréquemment dans les pus sous-cutanés.
Une telle distinction nous paraît très critiquable,
les deux réactions évoluent de pair quand on a
soin de se mettre à l'abri des liquéfactions micro-

---

1. G. Jochmann et G. Lockemann, Darstellung u Eigenschaften
des proteolyt. Leukozytenf. *Beitr z. Chem. Phys.*, t XI, 1908,
449-467.

biennes, les mêmes pus présentent à la fois ces deux pouvoirs digestifs ; ce sont deux modalités différentes de la même action fermentative. Il ne s'agit donc que d'un seul et même ferment, car il est impossible chimiquement de dédoubler son action.

En somme, la protéase leucocytaire possède des propriétés comparables à celle de trypsine. C'est non seulement un ferment qui de même que la lipase agit par hydrolyse, démembre la molécule albuminoide, détache des acides amidés en même temps que les peptones et les albumines se produisent. Mais c'est encore un ferment qui, de même que Jochmann et Lockemann l'ont observé, a la propriété de dédoubler les peptones en acides amidés. Il associe donc les propriétés d'une *protéase* à celles d'une *peptase*.

Il est intéressant d'étudier l'influence des substances chimiques sur l'activité de ce ferment. Muller et Kolaczek nous en fournissent les éléments. Ils constatent que la protéase résiste au formol pur mélangé à parties égales avec le ferment, à l'acide acétique à 10 %, à l'acide phénique, à l'acétone, à l'alcool amylique dans des dilutions fortes, enfin à la solution aqueuse saturée d'acide picrique.

On est étonné d'observer une telle résistance. Il résiste très longtemps à l'action du formol, puisque des exsudats de méningite cérébro-spinale, fixés pendant un mois dans une solution formolée à 10 %, conservent encore leur pouvoir digestif pour les albumines (N. Fiessinger et P.-L. Marie).

Mais, si l'action protéolytique est peu entravée par des substances chimiques, il n'en est pas de même si, au lieu de ces substances, on fait agir sur le ferment des matières organiques spéciales : sérum sanguin normal, liquide d'ascite, d'hydrocèle, de pleurésie séro-fibrineuse, etc. Alors l'action digestive est rapidement annihilée ; c'est que ces sérosités n'agissent pas par l'intermédiaire d'une substance chimique, mais par suite de la présence d'un antiferment, c'est-à-dire d'un frein dont l'énergie porte sur l'action fermentative.

On peut se demander quels rapports le ferment leucocytaire affecte avec les ferments tryptique ou peptique.

Le ferment tryptique a plus d'un point commun avec la protéase leucocytaire. Il agit de la même façon sur des milieux faiblement alcalins. Son action sur les albumines est entièrement comparable à celle d'un ferment leucocytaire. La communauté de caractère est tellement accusée entre ces deux ferments, que le sérum sanguin forme pour modérer leur action un même et un seul antiferment. Si le mode de formation et l'origine des ferments varient, la réaction sanguine est la même vis-à-vis des deux éléments. On peut donc les rapprocher, et les considérer comme deux ferments identiques dans leurs propriétés, mais d'origine différente.

Le ferment peptique, par contre, nécessite pour exercer son action la présence d'une trace d'acide chlorhydrique. Il n'agit pas aussi facilement en milieu neutre, ne présente pas l'activité du ferment protéolytique leucocytaire, et d'ailleurs l'antipepsine sanguine se distingue de l'antitrypsine. Tandis que l'antitrypsine et l'antiprotéo-ferment sont détruits à 60°, l'antipepsine, comme l'a montré Schwarz [1], se décompose en deux éléments: l'un, qui empêche la digestion de l'albumine du sérum, est détruit à 80°-85°; l'autre, qui empêche la digestion de l'albumine d'œuf coagulée, supporte sans modification une température de 100°.

Dans toutes ces recherches, il s'agit de ferment protéolytique extrait d'un pus à polynucléaires. Les travaux d'Opie ont tenté d'étendre cette action digestive aux suppurations tuberculeuses. Après avoir signalé, en 1905, la présence de protéoferment dans les leucocytes des exsudats, de la moelle osseuse et des suppurations ; après avoir, en 1907, défini l'action de la *leucoprotéase* des

---

1. Schwarz. *Hofmeisters Beitr. zur Chem. Phys.*, Bd. VI.

polynucléaires, qui agit de préférence en milieu alcalin, cet auteur insiste sur les caractères de la *lymphoprotéase* qui se retrouve dans le tissu tuberculeux [1].

Voici comment procèdent Opie et B. Barker pour étudier cette lymphoprotéase. Ils injectent une grande quantité de bacilles de Koch dans la cavité pleurale d'un chien. Après deux semaines, le médiastin est rempli d'un tissu translucide donnant un suc abondant par pression après le hachage. C'est ce résidu débarrassé de ce suc qui agira sur du sérum dénaturé par chauffage une demi-heure à 85° et dilué dans l'eau salée ; la digestion est appréciée par les dosages d'azote.

Le tissu tuberculeux contient une protéase qui agit en milieu faiblement acide ou neutre, mais non sur les milieux alcalins comme la leucoprotéase. Elle est abondante au début de la caséification et se détruit au fur et à mesure que celle-ci progresse. Cette protéase spéciale au tissu tuberculeux est la lymphoprotéase.

Le sérum des produits de hachage tuberculeux inhibe légèrement la leucoprotéase, mais paraît accentuer l'action de la lymphoprotéase.

Ces constatations sont loin d'être à l'abri de

1. Opie E.-L. et Bertha Barker. Enzymes of tuberculous tissue, *Journ. of exper. Med*, t. X, p. 645-665.

toute critique. Le tissu tuberculeux qu'Opie et Barker emploient pour la fabrication de leur lymphoprotéase, contient à la fois du tissu conjonctif, des globules blancs du sang, des macrophages et des lymphocytes. Faire d'une façon délibérée la part de chacun de ces éléments dans l'action fermentative n'est-ce pas s'exposer à une grave erreur quand on assied cette affirmation sur une simple hypothèse ? Nous avons eu l'occasion de constater, au cours de nos recherches, que les cellules conjonctives mobilisées sous forme de macrophages possèdent un pouvoir protéolytique. Nous avons d'autre part constaté avec Muller, Jochmann et leurs élèves, l'action protéolysante nulle ou presque nulle des éléments de la série lymphoïde. A de nombreuses reprises, le nombre de nos expériences, à ce sujet, dépasse 160, nous avons constaté l'absence de protéo-ferment actif en milieu acide ou en milieu basique chez les leucocytes des exsudats purement lymphocytaires. Ces raisons nous font repousser l'existence de la lymphoprotéase, il nous semble que cette protéase retrouvée par Opie et Barker relève bien plutôt des réactions macrophagiques qui se manifestent dans la réaction aigue contre la tuberculose [1]. N'avons-

1. Un travail plus récent d'Opie et B. Barker (*Journ. of expe rim. Med.*, n° 5, 2 septembre 1909) insiste d'ailleurs sur l'action digestive très faible sur ovalbumine coagulée.

nous pas démontré à l'occasion des ferments des
leucocytes dans les exsudats des séreuses, qu'au
début de certaines pleurésies tuberculeuses aiguës,
au moment où se manifestent la poussée congestive
et la réaction macrophagique et polynucléaire,
les éléments exsudés digèrent l'albumine d'œuf
.t le sérum coagulé ? Cette action digestive n'appartient pas aux lymphocytes, mais aux quelques polynucléaires et macrophages présents, il
n'existe donc pas de lymphoprotéase comme l'admet Opie.

*
* *

2° FERMENT LIPOLYTIQUE

Nous avons recueilli ce ferment de la même
façon que le ferment protéolytique, mais en recou-
rant à des suppurations tuberculeuses (abcès froid
ganglionnaire, pleurésies tuberculeuses primitives). Nos recherches sur ce sujet portent actuellement sur six observations.

Après isolement, le ferment était dissous dans
l'eau chlorurée sodique et utilisé ainsi pour les
digestions.

La *monobutyrine* se trouve facilement dédoublée par ce ferment lipolytique. L'acidité des mélanges est beaucoup plus élevée que celle des

milieux où le ferment a été au préalable détruit par la chaleur.

La *graisse de beurre* ou *l'huile d'os* neutre était recueillie suivant la technique rapportée plus haut, mélangée ensuite à une solution faible et titrée de carbonate de soude (0,5 de graisse pour 5 cc. de solution carbonatée), elle était mise en présence du ferment.

Le carbonate de soude facilite tout d'abord l'émulsion des globules graisseux, puis à mesure que le ferment dédouble la graisse de beurre en acide gras et en glycérine, les acides gras se combinent avec la base alcaline pour donner des savons, d'où baisse progressive de l'alcalinité. C'est pourquoi dans certains cas d'ailleurs exceptionnels (nous l'avons observé seulement à deux reprises), où le ferment lipolytique se trouve particulièrement énergique, les tubes qui contenaient le ferment après quarante-huit à cinquante-deux heures de digestion, ont cessé de posséder une réaction alcaline : la production d'acide gras est telle que le carbonate de soude ne suffit pas à tout transformer en savons, une partie reste en liberté, d'où la réaction acide des tubes.

Un autre procédé peut être employé, c'est la mise en contact de graisse de beurre en émulsion artificielle et de ferment lipolytique. Après plusieurs jours de séjour à l'étuve, une partie de la graisse se trouve dédoublée, le contenu du tube possède une réaction acide et les acides gras peuvent être obtenus par dissolution dans l'alcool.

La *cire jaune*, milieu recommandé par Bergel, nous a paru moins apte à subir un dédoublement. Cependant, sur des plaques de cire, la lipase fait apparaître nettement autour de la goutte déposée des sillons circulaires qui entourent une légère cupule de dépression. Cette épreuve macroscopique n'est rien moins que constante. Nous préférons mettre la solution contenant le ferment en présence d'une cire non acide. Ici se rattache une question de chimie nécessaire à fixer : la cire d'abeilles se compose surtout de deux substances : l'acide cérotique ou cérine et la myricine ou palmitate de myricyle. La cérine est soluble dans l'alcool bouillant, elle cristallise par évaporation en aiguilles. Par contre, la myricine n'est que peu soluble dans l'alcool. Il est nécessaire pour assister à l'apparition de cristaux d'acides gras dus à l'action du ferment, de se débarrasser des acides préexistants. La cire pour être pure doit être abondamment lavée à l'alcool bouillant, de façon à être entièrement séparée de son acide cérotique. Nous avons obtenu ainsi une cire presque uniquement formée de palmitate de myricyle, la lipase tuberculeuse dédouble ce corps et fait apparaître des cristaux de

palmitine solubles dans l'alcool et que l'on isole
ensuite par évaporation.

Propriétés. — Ce ferment lipolytique possède
donc la propriété de dédoubler après hydrolyse
les graisses neutres en glycérine et en acides gras,
il ne pousse pas son action jusqu'à décomposer
les graisses en leurs radicaux chimiques élémentaires, comme le fait le ferment découvert par
Cohnstein et Michaelis dans le sang et qui semble provenir des globules rouges. Cette lipase a
donc, et en cela nous adoptons la manière de voir
de Poulain, moins une action lipolytique qu'une
action saponifiante. Elle agit sur la monobutyrine
à titre de monobutyrinase, mais plus que la lipase
du sérum, elle dédouble certaines graisses neutres et c'est à ce titre que nous n'hésitons pas à
la nommer lipase.

Le chauffage prolongé à 75° détruit cette lipase
et empêche son action.

La température de choix pour la digestion os-
cille entre 40° et 50°. Nous avons souvent opéré à
la température de 50° pour nous mettre à l'abri
de toutes les causes d'erreur provenant des actions microbiennes.

Localisation. — Ce ferment lipolytique a été
extrait par nous de *pus tuberculeux.* C'est le ferment commun aux exsudats à lymphocytes (pleurésies sérofibrineuses tuberculeuses, péritonites

tuberculeuses, etc.), c'est aussi le ferment des *ganglions* (Poulain), de *la rate* (N. Fiessinger et P.-L. Marie). Chez l'homme, le veau, le bœuf, le lapin et le cobaye, il fait entièrement défaut dans la moelle osseuse et aussi dans les suppurations aigues à polynucléaires. Sur ce dernier point, nous devons faire cependant une remarque : les pus aigus dédoublent souvent la monobutyrine, mais à cela seulement se borne leur action; ils restent sans effet sur la cire ou la graisse de beurre neutre. Il s'agit donc d'une réaction incomplète, imparfaite et aussi très inconstante.

Le ferment lipolytique représente donc le type du ferment des cellules lympho-conjonctives, c'est lui qui les caractérise à l'état normal (ganglion, rate), c'est lui qui se retrouve dans les suppurations provenant de la désintégration des cellules lympho-conjonctives comme celles des suppurations tuberculeuses.

ROLE DE L'AUTOLYSE

Nous avons vu que pour apprécier le pouvoir zymolytique des éléments leucocytaires, il est nécessaire de les laisser vingt-quatre heures en présence d'un milieu favorable à leur action. Durant ces vingt-quatre heures d'étuve, le ferment exerce son influence digestive. Mais on peut se demander si ce ferment, dont nous voyons ces effets digestifs, n'est pas formé de toutes pièces par l'autolyse des éléments figurés. L'autolyse *post mortem* consiste dans les modifications chimiques et morphologiques des cellules en état de mort. Au cours de cette autolyse, nous voyons intervenir des ferments d'ordre variable ; ces ferments peuvent se développer *in situ*, sans nécessité de ferments vitaux analogues préexistants, et c'est à leur action qu'il faut attribuer une grande partie des altérations morphologiques qui se produisent dans l'autolyse aseptique. La cadavérisation cellulaire met donc en liberté des ferments nombreux et Launoy [1] dans un récent travail montre que les mutations chimiques qu'ils déterminent sont complexes. On peut les décomposer ainsi : un ferment coagulant (lab autolytique); des ferments hydrolytiques, entre autres, un ferment amylolytique qui hydrolyse l'amidon; un ferment lipolytique qui dédouble *in vitro* de nombreux éthers d'acides organiques; des ferments accessoires, endoprotéase, nucléase, désamidase ; enfin,

1. Léon Launoy. L'autolyse des organes et les ferments endocellulaires *Bulletin de l Institut Pasteur,* t VI, n°ˢ 7 à 8, 15-20 avril 1908.

un groupe de ferments dont l'action est immédiatement génératrice d'acide urique et d'urée. Dans cette énumération, nous retrouvons les deux ferments principaux sur lesquels nous avons porté notre attention : les ferments protéo et lipolytiques. Ils pourraient donc être d'origine autolytique, constituer de simples éléments de la cadavérisation leucocytaire. En mourant, les leucocytes leur donneraient naissance, et ils n'existeraient pas dans la cellule vivante. Il y a là un point particulièrement important à éclaircir à la lumière des faits.

a) *Les leucocytes polynucléaires contiennent un ferment protéolytique avant l'autolyse « in vitro ».* — Ce fait est indéniable, nous avons extrait de suppurations fraîchement recueillies un ferment protéolytique actif en suivant la technique précédemment exposée. Le ferment existe donc *in vivo*. Il nous est possible d'affirmer que, *in vivo*, ce ferment ne relève pas seulement des morts cellulaires et cytolyses pathologiques qui se montrent dans toute suppuration, car les globules blancs normaux du sang recueillis en suffisamment grande abondance permettent l'isolement chimique d'une zymase analogue. Et nous pouvons ainsi répondre à la question de M. L. Launoy : « Les ferments autolytiques existent-ils préformés *in vivo*, sous formes d'enzymes actifs ou seulement de zymogènes actives, dans les conditions nouvelles déterminées au moment de la mort cellulaire? Les expérimentateurs se posent ces questions ; elles sont encore loin d'être résolues. »

Une seule raison permettrait sinon d'affirmer, du moins de soupçonner l'existence du ferment *in vivo* sur la cellule en pleine maturité, elle est fournie par la physiologie morphologique : c'est la phagocytose, c'est la macrophagie, c'est, en un mot, la digestion figurée.

b) *L'autolyse « in vitro » active et augmente l'action de ce ferment protéolytique.* — Nous avons comparé l'action de deux échantillons d'un même pus aseptique dont un avait séjourné vingt-quatre heures à 37° et dont l'autre était resté à 55°. Le pus conservé à 37° paraissait nettement plus actif que le pus conservé à 55°.

Ne savons-nous pas que la température optima pour l'autolyse se place entre 38° et 40°, que la température de 50° à 55° arrête ou du moins entrave les phénomènes autolytiques. Comme dans le cours de nos recherches nous avons toujours utilisé comme étuve, l'étuve de Koch à 50°-55°, les ferments dont nous avons étudié l'action ne peuvent être considérés comme des effets de l'autolyse ; cette autolyse ne faisait qu'activer des actions fermentatives antérieures.

c) *Le ferment protéolytique n'est pas spécifique.* — Il n'en serait pas de même si le protéoferment était purement autolytique. Jacobi a montré, en effet, que les ferments de nature autolytique sont spécifiques pour les organes dans lesquels ils se développent. Ainsi, le ferment protéolytique formé au cours de l'autolyse du foie, ne digère pas le parenchyme pulmonaire. Le ferment leucocytaire se comporte plus largement. Fr. Muller plonge dans un pus à polynucléaires un morceau de poumon pendant deux à quatre jours ; il ne reste plus après ce temps que le tissu conjonctif, le tissu élastique et quelques fibres musculaires ; si, à la place de poumon, on prend de la substance cérébrale, il se fait une transformation chimique plus importante. Il en est de même lorsque, à la place du pus en nature, on utilise le ferment isolé ; les substances pulmonaire, musculaire, viscérale, après une demi-heure de séjour dans l'eau à 70°, de façon à tuer leur propre ferment autolytique, sont portées à l'étuve : en quelques jours leur digestion se manifeste par la production d'ammoniaque. L'étendue particulièrement vaste de cette action digestive est la démonstration de l'origine préautolytique du protéoferment.

Ce que nous venons de dire du ferment protéolytique s'applique au ferment lipolytique.

Cependant un autre ferment, le ferment amylolytique peut faire exception à cette règle générale dans quelques circonstances. De pus frais tuberculeux, il nous a été souvent, mais non toujours, impossible d'extraire le ferment qui, avec ce même pus, avait hydrolysé l'amidon en vingt-quatre heures d'étuve à 55°. Il semble que le ferment amylolytique se produise avec plus de facilité durant l'autolyse à 55° que les autres ferments. *Le ferment amylolytique peut donc être dans certains cas formé de toutes pièces durant l'autolyse à 55°.*

RÔLE DANS L'AUTOLYSE

Si le ferment protéolytique n'est pas entièrement une formation autolytique, il n'en exerce pas moins sur cette autolyse une influence considérable. Ainsi, dans l'autolyse du pus à polynucléaires, le ferment digère à la fois polynucléaires, lymphocytes, fibrine et globules rouges. Il ne tarde pas à apparaître dans ce pus de la leucine. de la tyrosine, de la xanthine, de l'hypoxanthine, de la guanine et de l'ammoniaque (Jochmann)[1].

Par contre, le pus tuberculeux, qui ne contient

____

1. JOCHMANN. *Loc. cit. Virchows Archiv.*, 1907.

pas de ferments protéolytiques, placé à 55°, se liquéfie et les cellules du pus disparaissent, mais
on n'observe pas les transformations chimiques
notées avec le pus à polynucléaires.

Avec le sang, le rôle du protéoferment est encore manifeste. Pfeiffer [1] remarque que cette digestion est plus accusée avec le sang des états de
leucocytose et celui de leucémies myélogènes
qu'avec le sang normal. Schumm [2] signale dans
l'autolyse du sang leucémique myélogène la formation d'albumose, de tryptophane, d'ammoniaque,
d'acides amidés et de dérivés albuminoïdes.

Naturellement, les organes qui contiennent en
grand nombre les éléments leucocytaires protéolysants, présenteront une autolyse rapide et de
même nature. D'après Schumm [3], la rate leucémique myélogène met quatre semaines pour auto-
lyser, tandis qu'il faut huit semaines pour la rate
normale.

Ces constatations de Schumm ont été enregistrées
depuis longtemps par les anatomo-pathologistes.
L'aspect diffluent et presque liquéfié des rates de

<hr>

1. Pfeiffer. Ueber Autolyse leukœmisches und leukocyto-
tischen Blutes. *Wiener Klin. Woch*, 1906, n° 42.

2. Schumm. Ueber ein proteoly. Ferm. im Blut bei myelogen.
Leukœmie. *Hofmeist. Beitræge*. Bd. IV. H. 6-4.

3. Schumm. Uber die Autolyse der leukœmische Milz.,*Ibid.*,
Bd. III.

leucémie myélogène à l'autopsie après vingt-quatre heures est d'observation courante. Nous savons, d'autre part, d'après les recherches de l'École allemande, que ces rates présentent un très fort pouvoir protéolytique, beaucoup plus marqué que celui des rates infectieuses ou des rates normales. Cette diffluence de la rate leucémique est donc la traduction du début de l'autodigestion. Il ne faudrait pas généraliser et affirmer que les rates des grandes infections présentent une diffluence de même origine; dans ces cas les éléments pathogènes de la septicémie interviennent, ils sont capables aussi d'activer et d'accentuer l'autolyse organique; le processus est donc complexe et ne relève pas seulement de l'autolyse par le protéoferment.

RÉPARTITION CELLULAIRE

Ces recherches permettent donc de considérer les ferments digestifs leucocytaires comme des ferments vitaux et non comme des ferments autolytiques. Tous se retrouvent dans les leucocytes *in vivo*, l'autolyse ne fait que mettre en évidence, en accentuant ses effets, un élément préformé; elle ne le crée pas de toutes pièces. On peut donc considérer l'action de ces ferments *in vitro* comme une image de leur action *in vivo*. Dans l'organisme, ils interviennent comme éléments importants dans le métabolisme des échanges ; ils participent aux grandes mutations organiques ; il faut leur attribuer non seulement une fonction physiologique normale mais une part considérable dans les réactions pathologiques. Nous allons voir successivement quelles sont ces applications à la physiologie et à la pathologie générale. Mais il est nécessaire, avant d'aborder cette étude, de se pénétrer des véritables équivalences autour desquelles gravite toute cette question ; il est nécessaire de savoir, ce que nous avons déjà signalé plus haut, que les *polynucléaires* et les *cellules d'origine médullaire* sont les *éléments protéolysants* par excellence, tandis que *les lymphocytes et les cellules d'origine lympho-conjonctive* constituent les leucocytes agissant par *lipolyse.*

C'est à cause des infiltrations leucocytaires que la moelle osseuse possède un fort pouvoir protéolytique, tandis que la rate, les ganglions en sont exempts. Partout où prédominent les polynucléaires, le ferment protéolytique manifeste son action, partout où prédominent les lymphocytes, ce sont les ferments lipolytiques que l'on retrouve.

Ainsi nous pouvons considérer les espèces leucocytaires comme caractérisées non seulement par leur morphologie mais encore par leurs ferments et ceci est juste pour les leucocytes normaux comme pour les leucocytes pathologiques.

Leucocytes normaux

Les études antérieures et nos recherches personnelles nous permettent de considérer, parmi les leucocytes normaux *les polynucléaires* comme seuls élaborateurs de *ferment protéolytique*. Il s'agit probablement des polynucléaires *neutrophiles*, mais il nous est impossible (n'ayant pas étudié l'action des émulsions d'éosinophiles) de dire si les *éosinophiles* se comportent comme les neutrophiles. Cependant, si les expériences récentes de L. Nattan-Larrier et Parvu [1], d'Achard, Ramond et Foix [2], en démontrant le rôle phagocytaire des éosinophiles rendent infiniment probable cette analogie physiologique, les constatations toutes récentes de Rist et Kindberg permettent de l'affirmer.

Par contre, ce sont *les lymphocytes* et *les mononucléaires* qui paraissent présider à la formation du ferment *lipolytique*. Bergel n'obtenait de réactions positives qu'avec des pus à lymphocytes, et

1. L. NATTAN-LARRIER ET PARVU. Recherches sur le pouvoir phagocytaire des polynucléaires éosinophiles, *Soc. de Biologie.* Séance du 3 avril 1909.

2. ACHARD, RAMOND ET FOIX. Sur l'activité des cellules éosinophiles. *Soc de Biologie*, 21 avril 1907.

nous-mêmes, en étudiant l'action fermentative des différents leucocytes dans les exsudats des séreuses, nous observons des faits analogues. C'est ainsi que, sur vingt épanchements à lymphocytes (pleurésies tuberculeuses), l'épreuve de la cire et du beurre est positive dix fois, tandis qu'elle est constamment négative avec les épanchements à polynucléaires. Toutes ces constatations peuvent se résumer en une formule schématique :

Polynucléaires. . . . Ferment protéolytique
Lymphocytes, moyens et
  grands mononucléaires.   Ferment lipolytique.

Leucocytes anormaux

Tels sont les rapports des ferments avec les leucocytes normaux. A l'état pathologique il nous faut étudier l'action des myélocytes et des macrophages.

Dans leur premier travail, Muller et Jochmann affirmèrent l'action protéolysante des myélocytes granuleux, et nous-mêmes dans un travail antérieur [1] avons montré l'action protéolysante non seulement des myélocytes granuleux, mais encore

1. Noel Fiessinger et P.-L. Marie. A propos d'un cas de leucémie aigue myélogène à forme hémorragique. *Soc. méd. des hopitaux*, 15 janvier 1909, et *Tribune médicale*, 16 janvier 1909.

des myélocytes non granuleux ou grandes cellules médullaires à noyaux pâles et à protoplasma basophile. Il s'agissait d'une leucémie aigue, dont le sang contenait 90 myélocytes non granuleux pour 100 leucocytes ; l'action digestive protéolytique était particulièrement accusée.

Autant que nous le permettent nos recherches sur les leucocytes des séreuses, nous pouvons affirmer que les macrophages se comportent de la même façon, il semble que du moment où la cellule fixe, endothéliale ou conjonctive, se mobilise pour la défense macrophagique, elle élabore un ferment protéolytique qui lui manquait auparavant. Ce fait montre bien quelles relations intimes unissent phagocytose et ferments digestifs.

Suivant donc la nécessité du fonctionnement physiologique, suivant aussi la nature de l'atteinte morbide, la réaction sera différente, elle sera différente localement au niveau des collections ou réactions localisées ; elle sera différente aussi dans la circulation et dans l'organisme en général. Cette étude des ferments projette un jour nouveau sur plusieurs points jusqu'alors obscurs de la physiologie et de la pathologie. Maintenant que nous avons démontré l'existence des ferments digestifs leucocytaires, nous pouvons aborder le rôle important qu'ils jouent en physiologie générale.

CHAPITRE III

APPLICATIONS A LA PHYSIOLOGIE GÉNÉRALE

Les leucocytes normaux étant capables d'élaborer des ferments digestifs, on peut se demander si, en dehors de toute réaction morbide, ces ferments jouent un rôle quelconque, si en somme ils peuvent intervenir au cours des transformations physiologiques. Nous allons donc accumuler les preuves, puis les critiquer et essayer d'en déduire des données exactes, en accord avec les faits observés et les reproductions expérimentales. Ce rôle physiologique des ferments leucocytaires, il est possible de l'envisager :

1° Durant la digestion ;

2° Durant les fonctionnements glandulaires ;

3° Dans les tissus ;

4° Dans la coagulation du sang ;

5° Dans les antiferments régulateurs.

I. — Role dans la digestion

1° *Action du ferment protéolytique des polynucléaires*

Depuis longtemps déjà, on connaît l'existence d'une véritable poussée leucocytaire au cours de la digestion, c'est la *leucocytose digestive*. Les expériences de Pœhl [1] sur le chien, de Limbeck et de Muller [2] chez l'homme l'ont nettement établie. Suivant Ehrlich et Lazarus, le nombre des globules blancs atteint 10.000 à 12.000 par millimètre cube mais sans jamais dépasser 15.000 par millimètre cube. Qu'on se représente l'intensité de la réaction cellulaire en généralisant à la masse sanguine totale cette augmentation par millimètre cube, et l'on aura une notion de la réaction brutale et considérable que manifeste l'appareil hématopoïétique durant la digestion. C'est une heure après le repas qu'elle débute, elle atteint son maximum au bout de trois à quatre heures et décroît ensuite graduellement. Cette leucocytose ne porte pas également sur tous les éléments, elle est surtout formée par des polynucléaires qui,

1. Pœhl. *Arch. f. experim.*, t. XXII, p. 306, cité par Bezançon et Labbé, *Traite d hematologie*, 1904.

2 Muller. *Zeit f. Heilkunde*, 1890, p. 213, cité par Bezancon et Labbé, *Traite d'hématologie*, 1904.

suivant les constatations de Leredde et Lœper, atteignent 78 % pour retomber ensuite à 70 %.

a) *Chez l'animal.*— Cette leucocytose digestive varie suivant le mode de l'alimentation. De même que Jez [1], nous avons remarqué que les animaux (cobayes) nourris en abondance avec de l'albumine d'œuf présentent, sous l'influence des ingestions d'albumine, des poussées de polynucléose(de 12.000 à 28.000 leucocytes par millimètre cube, d'après nos recherches), qui font défaut ou sont particulièrement atténuées quand l'alimentation consiste en végétaux ou substances grasses.

Si le pourcentage varie suivant la nature des substances ingérées, il variera nécessairement suivant la nourriture habituelle des espèces animales considérées. Nous empruntons à l'ouvrage de MM. Bezançon et Labbé les chiffres suivants qui nous permettent d'établir une comparaison entre le taux des polynucléaires :

1° Herbivores :

Cobaye. Polynucl. 40 à 50 % (Bezançon et Labbé).
Lapin .   —   45 à 55 % (Tallqvist).

2° Carnivores :

Chat . Polynucl. 54,8   %
Chien .   —   70 à 80 % (Tallqvist).

---

1 Jez. *Wiener Klin Woch* , 29 avril 1898, cité par Bezançon et Labbé, *Traité d'hématologie*, 1904.

Il n'est pas douteux, et les numérations que nous avons pratiquées nous le démontrent, que les carnivores en général possèdent une élévation du taux en polynucléaires, élévation que l'on peut rattacher à l'absorption des albumines animales. Ne peut-on pas comparer ce fait à la nature polynucléaire de la leucocytose digestive des albumines ? Ne peut-on pas encore le considérer une adaptation physiologique à l'alimentation ? Les polynucléaires sont avant tout des agents importants de la protéolyse, s'ils augmentent dans la digestion des albuminoïdes c'est qu'ils jouent un rôle dans cette digestion.

Un autre fait confirme le rôle des polynucléaires dans l'assimilation des albuminoïdes ; il y a plus qu'une élévation de leur nombre, il y a une véritable augmentation de leur pouvoir digestif chez les espèces carnivores. Les recherches suivantes de G. Jochmann et E. Muller le démontrent. Ces auteurs ont comparé le pouvoir protéolytique des leucocytes de différentes espèces animales. Chez 15 singes catarhiniens (se décomposant en 3 cynocéphales, 7 cercopithèques, 5 anthropoïdes), les leucocytes possédaient un pouvoir protéolytique analogue à celui des leucocy-

---

1. G. Jochmann et E. Muller. Weitere Ergebnisse unserer Methode zum Nachweis proteolytischer Ferment Wirkungen. *Munch med. Wochensch*, n° 41, 9 Okt. 1906, p. 2002.

tes humains. Par contre chez 2 singes du type platyrhinien la digestion des albumines par les leucocytes ne se faisait pas ou se faisait mal.

Parmi les carnivores, chien et chat domestique, renard, civette, panthère, le chien possède les leucocytes les plus fortement protéolysants, tandis que, chez les rongeurs (lapin, cobaye, souris) les recherches restent entièrement négatives [1]. Il en est de même chez le cheval et chez les oiseaux.

Toutes ces constatations s'éclairent à la lumière de plusieurs expériences que nous avons faites sur ce sujet.

Nous avons expérimenté avec le cobaye. Ce rongeur possède, en effet, une formule sanguine où les polynucléaires sont peu nombreux; de plus, si on recueille de ces polynucléaires à l'aide de la technique classique (injection intrapéritonéale de bouillon aseptique, extraction du trans-

---

1 J. BAER (Ueber proteol. Wirkung intrazellul. Fermente. *Munch.med Wochensch* , n° 44, 30 octobre 1906,p 2150) attribue les échecs dans la recherche des ferments protéolytiques chez certaines espèces animales à l'imperfection de la technique et de la digestion des sérums coagulés, dont l'alcalinité est variable et qui contiennent des traces d'antiferment. Nos recherches sur l'ovalbumine coagulée ne sont pas passibles de semblables objections et cependant elles vérifient les constatations de Jochmann et Muller au sujet de l'absence de protéoferments leucocytaires chez les rongeurs.

sudat à l'aide d'une pipette à extrémité mousse, cinq à six heures après l'injection, centrifugation du liquide et lavage du culot essentiellement formé de polynucléaires dans le sérum chloruré sodique), on est frappé de leur indifférence digestive ; ils n'agissent en aucune façon sur les milieux albumineux et légèrement alcalins. Le pouvoir protéolytique est donc nul.

Deux animaux ont été mis au régime suivant : tous les jours ingestion par la pipette de 4 à 6 cc. d'albumine d'œuf. Après deux mois de ce régime nous observons une modification de la formule sanguine : de 10.000 à 12.000 leucocytes par millimètre cube au début, nos animaux possèdent 25.000 à 28.000 leucocytes par millimètre cube, il s'agit d'une véritable leucocytose artificielle. Le nombre des polynucléaires se trouve entièrement modifié et l'examen donne, en comparaison avec un cobaye normal, le tableau suivant :

	Cobaye normal	Cobaye au régime de l'ovalbumine
Globules blancs par mm³ . .	12.000	28 000
Equilibre leucocytaire :		
Polynucléaires	60	73
Lymphocytes	6,5	2
Moyens et grands mononucléés.	33,5	25

Les polynucléaires recueillis par ascite expérimentale possèdent de plus une action protéolytique manifeste sur milieu alcalin, mais très légère. Ils digèrent nettement, en y creusant des cupules, l'albumine à demi coagulée (d'aspect gélatineux et tremblotant), ne modifient pas cependant l'albumine fortement coagulée. Une solution d'albumine diluée est placée en présence de deux types de globules blancs, ceux d'un témoin et ceux d'un animal nourri à l'albumine.

Polynucléaires de	Albumine d'œuf à 10°/₀ alcalinisée au carbonate de soude	Polynucléaires dilués en solution isoton.	Résultats peptonisation après 48 heures
Cobaye nourri à l'albumine. .	5 cc.	1 cc	++
Cobaye témoin.	5 cc.	1 cc	0

Voilà donc la démonstration de l'influence de l'alimentation sur le pouvoir protéolytique des globules blancs. Il s'agit d'une véritable adaptation de la fonction à l'alimentation, adaptation incomplète, imparfaite, mais dont la manifestation ne peut être contestée. Les polynucléaires des mammifères carnivores doivent donc nécessairement jouer un rôle dans la transformation des albuminoïdes animales et dans l'assimilation digestive.

b) *Chez l'homme*. — Nous trouvons, *chez l'homme*, une reproduction frappante de ces faits expérimentaux. Étudions les phénomènes qui se passent chez les nourrissons nourris jusqu'alors au sein qu'on met brusquement au régime du lait de vache. Chez l'enfant exclusivement nourri au sein, il n'y a pas de leucocytose digestive, mais plutôt un léger degré de leucopénie, dû sans doute à la dérivation des leucocytes du sang vers les territoires digestifs par suite de l'ingestion de l'aliment. Vient-on à donner sans transition un repas de lait de vache, une brusque leucocytose pouvant atteindre le chiffre de **20.000** globules blancs se produit, comme l'a bien montré E. Moro.

Nous avons montré (N. Fiessinger et P.-L. Marie, *Journ. Path. génér.* Juillet 1909) que cette leucocytose traduisait la réaction nécessitée à la fois par une digestion plus abondante de matière albuminoïde et par la destruction des albumines toxiques hétérogènes.

Un travail de Reusz [1] nous apporta une confirmation qui démontrait indirectement le rôle important des ferments leucocytaires dans l'alimentation du nourrisson. Nous disons indirectement, car

1. Reusz. Ueber den Antitrypsingehalt des Serums beim Sœugling. *Wiener klinische Wochenschrift*, n° 34, 26 Aug. 1909, p. 1171.

cet auteur n'étudie pas les ferments leucocytaires, mais leur conséquence : l'antiferment sanguin. Il constate que, chez tout nourrisson nourri au sein, l'antiferment est très peu élevé et se maintient à un taux très faible pendant très longtemps. Par contre, chez l'enfant nourri au lait de vache, il en est tout autrement ; l'antiferment subit une élévation, qui s'accentue encore dans les cas où des troubles digestifs, des phénomènes infectieux aigus ou chroniques apparaissent. L'élévation du taux de l'antiferment nous reflète la part importante qui revient dans ces cas à la protéase leucocytaire. C'est la protéase leucocytaire qui joue ici le rôle de défense antitoxique par digestion des albumines hétérogènes. Dès que son intervention devient nécessaire, Reusz signale l'élévation du pouvoir antitryptique du sérum, si bien que, très indirectement, cette recherche de l'antitrypsine permet de dépister le début de l'intoxication et peut fournir des renseignements importants dans la pratique.

Nous savons que les polynucléaires sont seuls parmi les leucocytes capables de transformer par peptonisation les albuminoïdes en général. Cette action s'exerce *in vivo* mais pour qu'elle puisse intervenir dans la digestion, il est nécessaire d'admettre que les protéiques ne sont pas toujours absorbés à l'état de protéose. L'expérience le démontre : dans une anse intestinale comprise entre deux ligatures, on fait passer un courant d'eau pour en enlever le contenu (restes d'aliments et sucs digestifs) et on y introduit une solution d'albuminate d'ovalbumine ; après quelques heures, la substance protéique a diminué ou disparu dans l'anse séquestrée, réintroduite dans l'abdomen, sans qu'à aucun moment on y puisse constater la transformation en protéoses (Arthus). Les substances protéiques peuvent donc être absorbées par l'épithélium intestinal sans peptonisation ; elles arrivent ainsi dans les capillaires des villosités, et là, les globules blancs, qui s'y trouvent en abondance, font cette transformation en protéose ; pour Arthus, il en est différemment : les protéoses intestinales sont transformées pendant leur passage à travers la muqueuse intestinale. Quoi qu'il en soit, au cours de la digestion, des substances protéiques peuvent être absorbées.

N'est-on pas en droit d'admettre que les leucocytes polynucléaires complètent l'œuvre des sucs gastrique et pancréatique en rendant assimilables ces albuminoïdes ? Cette conception nous permet de comprendre le processus complexe de la digestion, et aussi éclaire d'une vive lumière le rôle de la leucocytose digestive. La leucocytose digestive, en définitive, traduit l'hyperfonctionnement digestif des éléments de la série médullaire.

S'il en est ainsi, on peut alors injecter dans le tissu cellulaire sous-cutané des albumines, et les éléments sanguins dans l'intimité même des tissus, se chargeront de l'assimilation de ces substances. C'est l'expérience réalisée par Castaigne et Chiray : « On injecte à un homme 2 centimètres cubes de blanc d'œuf dans le tissu cellulaire sous-cutané; si les reins sont normaux, l'albumine hétérogène est détruite dans l'intimité des tissus. » Si on augmente la dose d'albumine, il se produit une albuminurie; mais ici, l'action est complexe ; il faut non seulement une transformation insuffisante des albumines, mais encore la participation d'une lésion du filtre rénal.

Nous avons étudié l'évolution histologique des résorptions d'albumine de façon à saisir la part qui revenait à telle ou telle espèce leucocytaire dans deux séries d'expériences : à l'aide de tubes de collodion stériles remplis d'albumine d'œuf coagulé et à l'aide des injections sous-cutanées d'ovalbumine aseptique et non coagulée.

a) *Avec les tubes de collodion remplis d'albumine coagulée.* — Des tubes de collodion remplis d'albumine coagulée sont insérés aseptiquement sous la peau du cobaye et on les recueille après deux jours et douze jours. L'étude des éléments infiltrés est faite sur des coupes après inclusion à la paraffine. Aux deux étapes, la nature des leucocytes infiltrés est la même, il s'agit de polynucléaires neutrophiles. Ces polynucléaires neutrophiles au douzième jour ont pénétré à travers la membrane de collodion, et commencent la résorption de l'albumine ; au lieu de retrouver la couche uniforme d'albumine coagulée, on aperçoit des îlots, dont l'aspect transparent permet d'affirmer la liquéfaction de l'albumine ; c'est dans ces îlots que se pressent de nombreux polynucléaires neutrophiles. Ce sont les seuls éléments retrouvés et les figures de macrophagie par des mononucléaires font entièrement défaut. La résorption de l'albumine coagulée est donc le fait des polynucléaires.

b) *Avec l'albumine d'œuf non coagulée.*— Après injection sous-cutanée de 6 centimètres cubes d'albumine d'œuf, on retrouve au bout de vingt-quatre heures dans le foyer injecté une grande abondance de polynucléaires, *sans figures de macrophagie.*

La réaction polynucléaire constitue donc la réaction nécessaire pour la résorption de l'albumine liquide ou coagulée.

Les polynucléaires jouent donc un rôle important dans l'assimilation des matières albuminoïdes « qui ont besoin d'être modifiées encore après

la digestion pour devenir capables de s'incorpo-
rer dans nos tissus » [1]. Carles ajoute à l'appui de
cette manière de voir l'expérience de Gabritchewsky [2]: une injection à des animaux de solutions
de peptone et de glucose provoque dans leurs
leucocytes, au bout de quelques heures, une réaction glycogénique que l'on n'observait pas avant
l'expérience.

Cette expérience, ajoutée aux arguments précédents, suffit pour faire adopter le rôle digestif
des ferments des polynucléaires.

Peut-on voir avec Ehrlich, Ranvier, Salmon [3],
dans les granulations normales des phagocytes la
représentation figurée des matières albuminoïdes
ou des ferments accumulés dans leur protoplasma?
C'est une hypothèse qui semble au premier abord
très satisfaisante. Seulement, certains faits la font
rejeter. C'est l'absence de preuves démonstratives, c'est surtout l'existence de ce même ferment
protéolytique chez des éléments non granuleux.
Nous avons eu l'occasion de signaler ce fait dans
un cas de leucémie aigue. Le sang contenait une

---

1. J CARLES. *Du rôle des leucocytes dans l'absorption* Paris,
1904.

2. GABRITCHEWSKY. Mikroskopische Untersuchungen uber
glycogen Reaction im Blut. *Archiv f. experimentelle Pathol.
und Pharmakol.*, t. XXVIII.

3 SALMON. *Glycogène et leucocytes* (thèse Paris, 1899).

quantité énorme (85 %) de mononucléaires à noyaux pâles et à protoplasma basophile, le pouvoir protéolytique était cependant très accusé. Ces mononucléaires non granuleux étaient non pas des éléments de la série lymphatique, mais des leucocytes de la série myéloïde, il s'agissait de myélocytes non granuleux.

La propriété protéolytique ne nous semble pas en rapport intime de cause à effet avec les granulations leucocytaires, mais se trouve être une propriété commune aux éléments cellulaires de la série médullaire.

*
* *

2° *Action de la lipase des lymphocytes.*

Les éléments de la série lymphatique sont sans action sur les albuminoïdes, ils paraissent néanmoins jouer un rôle important dans la digestion, mais il s'agit de la digestion des graisses.

Les graisses neutres sont assimilées en partie sous l'influence leucocytaire. Tous les physiologistes admettent que, durant la digestion, la graisse chemine dans les chylifères sous forme de graisse neutre finement émulsionnée.

Hofbauer n'a-t-il pas montré qu'en faisant

absorber à des chiens des graisses colorées par des substances qui ne sont solubles que dans les graisses et ne peuvent être véhiculées que par elles, on retrouve ces graisses encore colorées dans le chyle, ce qui n'aurait pu se produire après la saponification, qui, en détruisant la combinaison glycérique et en rendant les graisses solubles dans un milieu aqueux, eût laissé dans l'intestin la matière colorante mise en liberté [1]. Sans nous montrer aussi catégoriques qu'Hofbauer, nous pouvons admettre avec Munk que l'absorption des graisses se fait mi-partie sous forme de savons, mi-partie à l'état d'émulsion. Les leucocytes englobent dans les parois intestinales des sphérules de graisses émulsionnées (Renaut, Thanofer et Landois). « L'absorption intestinale devient un cas particulier de la phagocytose et le leucocyte acquiert dans la digestion un rôle d'une importance équivalente à celle qu'il possède dans l'inflammation. » (A. Jousset, *loc. cit.*, p. 91.) C'est ainsi que la graisse émulsionnée atteint les ganglions où elle subit un dédoublement en acides gras et en glycérine.

Si les éléments lymphatiques sont doués d'un pouvoir lipolytique, c'est à eux que dans l'inti-

---

1. A. Jousset. *Les humeurs opalescentes de l'organisme.* Thèse Paris, 1901.

mité des tissus reviendra le soin de faciliter la résorption des graisses. Plusieurs expériences confirment cette conception. Stassano et Billon [1], à l'aide de la lécithine, provoquent chez les grenouilles une forte hyperleucocytose mononucléaire. Ces mononucléaires se chargent de lécithine, comme permet de l'affirmer la coloration par le vert de méthyle, qui fait apparaître dans le protoplasma de nombreuses granulations déterminées par la lécithine. C'est donc aux mononucléaires qu'incombe la *phagocytose graisseuse* : mononucléaires fixes du tissu conjonctif ou mononucléaires mobiles de l'appareil lymphatique associent leur action pour atteindre ce même but. Les expériences de F. Ramond [2] font pénétrer l'intimité du processus réactionnel.

Quelques heures après l'injection sous-cutanée d'un demi-centimètre cube d'huile d'olives émulsionnée dans 5 centimètres cubes d'eau légèrement alcalinisée par quelques centigrammes de carbonate de soude, c'est une polynucléose qui se manifeste au point d'inoculation, mais cette réaction est purement passagère ; bientôt, après vingt heures, les polynucléaires font place aux mono-

---

1. STASSANO ET BILLON. Sur la diapédèse des leucocytes chargés de lécithine.. Acad. des Sciences, 1902.

2. F. RAMOND, *loc cit.* Soc. de Biologie, 9 juillet 1904.

nucléaires ; ces mononucléaires sont presque tous d'origine lymphatique : 50 petits mononucléaires, 25 moyens et 25 grands.

C'est à ces mononucléaires qu'est dévolue la fonction de résorption et d'assimilation de ces graisses.

A la même époque, J. Carles (de Bordeaux) assiste à l'absorption de la graisse par les leucocytes de la grenouille surtout du type mononucléaire.

Mêmes conclusions dans les expériences de S. Bergel. Cet auteur introduit sous la peau ou dans le péritoine du cobaye et du lapin des tubes fins en U, remplis de cire jaune ; vingt-quatre à quarante-huit heures plus tard une partie de la cire est remplacée par une substance grise, dans laquelle on trouve en abondance des éléments mononucléés, dont certains contiennent même des cristaux d'acides gras.

Nos expériences ont porté sur l'absorption des deux catégories de substances graisseuses : *les substances liquides* et les *substances solides*. Les substances liquides étaient représentées par les émulsions faiblement carbonatées d'huile d'olives ; les substances solides, par la graisse de beurre et la cire jaune.

Après injection sous-cutanée au cobaye d'émulsion faiblement carbonatée d'huile d'olives, la réaction qui se manifeste dans les premières heures est essentiellement congestive, les polynucléaires affluent dans le foyer injecté, mais cette réaction ne tarde pas à disparaître pour faire place à une réaction mononucléaire, le foyer se remplit de lymphocytes et aussi de grands mononucléaires dont certains se chargent de gouttelettes graisseuses. Rapidement, la résorption du liquide est effectuée, et il est évident que toujours cette résorption s'accomplit durant la phase de réaction mononucléée.

Les injections sous-cutanées de graisse de beurre émulsionnée en présence d'une trace de solution carbonatée donnent lieu aux mêmes réactions locales que l'huile d'olives.

La résorption de la cire peut être étudiée de deux façons. après inclusion sous-cutanée d'un tube de collodion rempli de cire ou bien après une simple injection sous-cutanée de cire jaune. La réaction locale apparaît avec une certaine rapidité. En vingt-quatre heures, de nombreuses cellules commencent à pénétrer la cire injectée ; ce ne sont pas seulement les polynucléaires arrivés durant les premières heures, ce sont aussi, et surtout, des mononucléaires, les uns lymphocytes, les autres grands mononucléaires du sang ou cellules macrophagiques dérivant du tissu conjonctif. Ces éléments transforment la cire et, par places, on aperçoit quelques cristaux d'acides gras entre les cellules de réaction (frottis colorés sans fixation par le crésylblau isotonique).

Toutes ces expériences démontrent le rôle important du lymphocyte dans la résorption graisseuse, sans permettre de refuser une fonction analogue aux polynucléaires. Il est même probable que le polynucléaire, de même qu'il est capable de phagocyter des gouttelettes graisseuses, peut intervenir dans la résorption et le dédoublement des graisses, mais son intervention reste de seconde ligne. Plusieurs arguments militent en faveur de la prédominance des éléments de la série lymphatique dans l'assimilation des graisses, les énumérer serait s'exposer à des redites; les expériences signalées dans les pages précédentes suffisent pour asseoir solidement cette conception générale. Il nous suffira de rappeler les expériences classiques de Rosenthal et Gruneberg; l'alimentation par les substances grasses entraîne une poussée de leucocytose, il ne s'agit pas d'une leucocytose à polynucléaires comme dans l'alimentation protéique, mais d'une leucocytose à mononucléaires où prédominent les éléments de la série lymphatique.

De semblables observations prennent un grand intérêt quand on compare la résorption des graisses à la résorption des albumines liquides (blanc d'œuf) ou solides (ovalbumine coagulée).

Dans cette occurrence, la résorption n'est pas dévolue aux mononucléaires, mais bien aux poly-nucléaires, seuls éléments capables de transformer les albumines. Les mononucléaires en général, qui comprennent toutes les *cellules lympho-con-jonctives* (lymphocyte, moyen mononucléaire, grand mononucléaire et macrophage), *paraissent donc les cellules réservées particulièrement, mais non de façon exclusive à la résorption graisseuse.* il est naturel d'attribuer cette propriété à la pré-sence de la lipase que nous avons eu l'occasion de mettre en évidence.

Une autre manifestation de la lipase leuco-cytaire nous est fournie par l'examen des *gan-glions mésentériques* au moment de la digestion. Poulain [1] voit, durant la période digestive, la graisse se transformer à l'intérieur des sinus de ces ganglions du mésentère. Cette transformation des graisses consiste dans une saponification.

Poulain saisit le pourquoi de cette saponifica-tion ganglionnaire. Le ganglion lymphatique contient une lipase comparable et identique à la lipase du sérum décrite par Hanriot. Cette acti-

---

1. POULAIN, *loc. cit.* et Lipase des ganglions lymphatiques à l'état normal et pathologique (Soc de Biol , 15 juin et 13 juillet 1901)

vité lipasique est plus forte durant la période digestive qu'à l'état de jeûne, diminue au cours des maladies infectieuses, diminue aussi dans les ganglions du mésentère au cours des infections intestinales. En somme, *la lipase ganglionnaire paraît jouer un rôle important dans l'assimilation graisseuse.*

Pour affirmer le rôle physiologique du ferment lipasique des lymphocytes, nous trouvons donc autant d'arguments que pour démontrer l'action protéolysante des polynucléaires. Chaque élément possède donc une fonction propre qui intervient au cours de l'absorption digestive. Le lymphocyte et le polynucléaire complètent en somme le rôle du pancréas dans la digestion protéique et graisseuse.

**

II. — ROLE DES FERMENTS LEUCOCYTAIRES
DANS LES FONCTIONNEMENTS GLANDULAIRES

Une étroite parenté fonctionnelle reliant leucocytes et glandes digestives, on peut se demander si des relations de cause à effet n'unissent pas ces sécrétions de zymases. Le ferment leucocytaire n'est-il pas un ferment d'origine glandulaire, fixé secondairement sur le leucocyte? Cette conception ne peut être acceptée, car il est nettement démontré que le ferment leucocytaire de l'homme, et nous voulons surtout parler du ferment protéolytique, fait son apparition bien avant les fonctions glandulaires, au quatrième mois de la vie intra-utérine. Il est aussi établi que le ferment se retrouve en abondance dans les mailles osseuses en reviviscence; pourquoi donc ne pas le considérer comme la propriété caractéristique des polynucléaires?

Mais, inversement, on peut aussi se demander si la protéase et aussi les autres ferments leucocytaires ne jouent pas un rôle dans l'excitation glandulaire, si, au cours de la congestion de sécrétion, l'abondance des leucocytes n'apporte pas à la cellule glandulaire même des ferments déjà différenciés et déjà actifs. Ce sont là des hypothèses nullement invraisemblables. Au niveau des muqueuses gastrique ou intestinale, l'infiltration leucocytaire sous-épithéliale paraît même vérifier une telle conception. Pourquoi les leucocytes, si abondants au moment du fonctionnement digestif, ne viendraient-ils pas, en plus de leur rôle d'éléments absorbants, jouer celui d'éléments élaborateurs de ferments? Pourquoi ne pas étendre les échanges et considérer la possibilité d'une extériorisation des produits leucocytaires, si l'on admet l'absorption leucocytaire?

III. — Rôle des ferments dans les tissus

Il est nécessaire d'admettre le rôle des ferments leucocytaires lorsqu'on étudie les mutations dans les tissus. Les modifications qui surviennent dans l'organisme le démontrent. Telle réserve protéique ou graisseuse, accumulée dans une partie quelconque du corps, ne peut être utilisée qu'à la faveur d'une transformation, qui fasse de cette graisse ou de cette albumine une substance assimilable et dialysable. L'amaigrissement est la traduction extérieure de ce mode d'utilisation des réserves. Il faut pour effectuer cette transformation l'action d'un ferment actif. Ce ferment, c'est le sérum d'une part qui l'apporte, mais c'est aussi le leucocyte.

Il est en effet admis aujourd'hui que la désintégration musculaire est le fait des phagocytes (J. Carles).

« C'est ainsi que Kowalewsky et Van Rees ont établi que, chez les Muscidés, l'histolyse musculaire est produite par une intervention active des globules blancs. Ils dissocient, par leurs pseudopodes les éléments du myoplasma et finalement l'englobent et le digèrent. » (Carles.)

Perez[1] relève des faits analogues durant les métamorphoses des fourmis, et, chez un crustacé, Caullery et Mesnil[2] font les mêmes constatations.

La phagocytose des cellules nerveuses et des globules rouges, la phagocytose ovulaire soulignent encore l'importance digestive et assimilatrice des phagocytes polynucléaires.

On pourrait ajouter à ces fonctions le rôle que possèdent les leucocytes dans le métabolisme des graisses. Comme le ferment lipolytique présente cette curieuse propriété de la réversibilité, il règle les proportions des graisses circulant dans le sang.

IV. — ROLL DANS LA COAGULATION DU SANG

La coagulation du sang se fait par l'action d'un ferment leucocytaire, la plasmase, qui transforme la matière fibrinogène du plasma en fibrine, en présence de sels de chaux solubles. Cette plasmase ne se forme pas dans le sang circulant, c'est pourquoi les coagulations ne se font pas spontanément dans les vaisseaux. Mais l'absence de coagulation peut relever non seulement de l'absence

1. PEREZ. Histolyse chez les insectes. Soc. Biol., 1900, p. 7.
2. CAULLERY ET MESNIL Rôle des phagocytes dans la dégénérescence des muscles. Soc. de Biol., 1900, p. 9.

de plasmase, mais aussi de la présence de ferment protéolytique. Albertoni démontre que la pancréatine et la pepsine retardent la coagulation; Jochmann[1] à l'aide de la protéase leucocytaire, comme l'avait déjà constaté Hildebrandt à l'aide de l'invertine et de la myrosine, diminue la tendance à la coagulation dans le sang frais. De même, des injections de faibles doses de ferment à l'animal retardent la coagulabilité du sang, tandis que les injections massives (15 cc. d'une forte dissolution) l'accélèrent. Le ferment protéolytique étant formé en quantités minimes à l'état normal, on comprend son rôle frénateur sur la coagulation.

V. — Les antiflrments modérateurs

Le sérum sanguin contient normalement un antiferment s'opposant à la digestion protéolytique. Nous ne décrirons ni son mode de recherche, ni ses propriétés. Cet antiferment suffit normalement à enrayer et à modérer l'action digestive du ferment protéolytique des leucocytes, mais comme il exerce le même pouvoir inhibiteur sur la trypsine pancréatique, on comprend que cer-

1 G. Jochmann Zur Bedeutung des proteolytischen Leukozytenferments fur die pathologische Physiologie (*Vuchows Archiv*, 194 Bd. 2 H, p. 342).

tains auteurs aient voulu y voir une réaction de défense contre la trypsine qui en petite quantité passe dans la circulation. Il est difficile de faire la part de l'un et l'autre de ces deux facteurs étiologiques. L'antitrypsine du sérum subit des poussées en réponse aux poussées leucocytaires (Wiens) de même qu'elle augmente si on lie le canal de Wirsung. Elle joue donc un rôle d'arrêt sur la protéase des globules blancs, mais cette action n'a rien de spécifique.

CHAPITRE IV

APPLICATIONS A LA PATHOLOGIE
GÉNÉRALE

La notion des ferments leucocytaires digestifs va nous être particulièrement précieuse pour interpréter certaines réactions générales et locales. Nous nous bornerons seulement à l'étude de la protéase et de la lipase des leucocytes. Ces deux types de ferments font saisir le mécanisme intime de certains grands processus morbides, et si les théories microbiennes ont déjà élucidé en partie ces questions complexes, la connaissance des zymases fait jaillir une nouvelle lumière; elle éclaire les solutions des problèmes généraux, et c'est un pas de plus dans le chemin si plein de difficultés des interprétations pathogéniques.

PROTÉASE LEUCOCYTAIRE

1° Réactions locales.

C'est uniquement pour la clarté du texte que nous divisons le sujet en réactions locales et générales, en nous aidant du mémoire antérieurement publié par nous dans le *Journal de Physiologie et Pathologie générale* (juillet 1909). Toute atteinte infectieuse ou toxique, même très limitée, entraîne une réaction de tout l'organisme; le retentissement à distance est considérable et l'un de nous a déjà insisté sur ce fait à l'occasion des réactions humorales dans les cirrhoses du foie [1]. Cette notion prend encore plus d'importance avec la connaissance du rôle des ferments leucocytaires.

Nous allons étudier l'influence qu'on peut leur faire jouer dans la détermination évolutive de trois catégories différentes de réactions locales :

A) Les infections aigues ;

B) Les infections chroniques, tuberculeuse, lèpre, syphilis, etc. ;

C) Les résorptions hématiques.

1. Noel Fiessinger. Des anticorps hépatiques. *Journal de Phys et de Pathol générale*, juillet 1908

A. — *Les infections aiguës.*

Toute infection aiguë locale comprend trois étapes successives :

La phase phlegmasique ;
La phase suppurative ;
La phase résolutive.

Dès *la phase phlegmasique,* nous avons à tenir compte des ferments leucocytaires et, en cette occurrence, il s'agit du ferment protéolytique. La poussée congestive apporte sur le foyer de l'infection une foule de polynucléaires, ceux-ci migrent par diapédèse, arrivent au niveau du centre morbide et là commencent la phagocytose des éléments pathogènes. Ceux-ci ont pour la plupart une constitution chimique de nucléo-protéides, c'est-à-dire appartiennent à la famille des albuminoïdes. Dès que le polynucléaire se les a incorporés, il ne lui est pas difficile de les détruire par digestion à l'aide de la protéase, comme Metchnikoff l'avait soupçonné par l'examen des seules figures morphologiques de la phagocytose. Mais la réaction leucocytaire n'est pas toujours aussi accusée ni aussi efficace, les toxines microbiennes sont nocives au leucocyte et peuvent entraîner sa mort. Si ces morts leucocytaires sont abondantes, c'est la formation de la collection suppurée.

Durant *la phase suppurative*, les leucocytes de la collection sont morts, de même ceux de la membrane pyogène, des dégénérescences cellulaires se produisent par autolyse *in vivo*. Le rôle des ferments prend alors une évidence schématique. Les leucocytes du pus sont en grande majorité des polynucléaires ; en mourant, ils laissent échapper une partie de leur ferment protéolytique, et si le leucocyte est mort, son action n'est pas terminée puisqu'il laisse une force qui va entrer en action. Achalme, en 1899, avait entrevu le rôle important des ferments leucocytaires dans l'évolution des abcès chauds. Jochmann développa cette première conception, en y joignant l'apport de faits d'observation. Nous avons, à plusieurs reprises, suivi l'évolution de certains abcès chauds au point de vue zymologique, et c'est le résultat de ces expériences personnelles que nous désirons rapporter.

Le pus d'abcès chaud, de quelque nature qu'il soit, est un pus fortement protéolytique : protéolytique dans ses éléments figurés, que ceux-ci soient histologiquement indemnes ou entièrement cytolysés et détruits, protéolytique encore après leur lavage à plusieurs reprises dans du sérum chloruré sodique, protéolytique enfin dans le liquide qui surnage dans le tube après centrifugation. Inutile donc, pour rechercher la protéolyse, de séparer liquide et magma, nous n'avons plus comme dans le sang un antiferment et un ferment ; ici le ferment est partout : il est intraleucocytaire et extraleucocytaire, par suite peut-être des dissolutions leucocytaires.

Ce ferment du pus digère sur place, puisque rien n'enraye son action. Il commence par digérer certains leucocytes fragiles du pus, d'où, comme le fait remarquer Jochmann, la constante fluidité du pus franc. Mais il fait plus que digérer des cellules mortes, il entame ces tissus voisins. Quoi de plus démonstratif de cette action que la migration d'un abcès chaud ? Elle se fait vers les points les moins résistants ; sous-aponévrotique (l'aponévrose étant un tissu conjonctif dense est de digestion difficile), l'abcès s'étale en nappe et fuse à distance ; superficiel, il vient ronger progressivement la peau, dont la palpation permet de suivre les étapes successives d'amincissement. En somme, l'abcès chaud digère tous les tissus protéiques voisins. Il reste sans action ou presque sur la charpente osseuse ; l'ostéomyélite est une myélite des canalicules de Havers et du canal médullaire ; c'est aussi une périostite, mais la

limitation de l'atteinte osseuse se fait par nécrose :
elle est donc tardive et non précoce.

Comment l'organisme réagit-il ? Par une congestion avoisinante, c'est-à-dire par un appel en
masse d'antiferment : mais, en même temps, il se
produit un apport de phagocytes pour atteindre
l'élément pathogène. Voilà donc une réaction
complexe de *défense par le phagocyte vivant*, et
de défense contre le phagocyte mort.

Ouvrons la collection suppurée, que se produit-
il ? La température tombe, la douleur diminue, la
rougeur de la région s'efface et tous les signes de
réaction locale disparaissent. C'est que la congestion avoisinante n'est plus nécessaire pour neutraliser l'action exubérante du ferment leucocytaire, c'est que les leucocytes morts sont drainés
et transportés au dehors. On peut nous reprocher
de ne pas faire une assez large part aux agents
pathogènes. Nous considérons en effet ces éléments microbiens du pus comme d'importance
secondaire dans la détermination des réactions
locales. Les agents microbiens du pus sont moins
virulents que ceux des parois des abcès, c'est un
fait admis par tous ; en drainant l'abcès, on ne
modifie que très peu l'évolution microbienne et
cependant l'amélioration est souvent un résultat
rapide et brutal. Une autre raison est fournie
par les abcès aseptiques produits par l'essence de

térébenthine ; ces abcès évoluent avec la réaction locale des abcès microbiens et cependant il ne s'agit pas là de toxine microbienne, mais de la simple association d'une substance toxique et du ferment leucocytaire.

L'évolution aiguë de l'abcès relève donc de deux facteurs : d'abord et surtout de l'action de la protéase leucocytaire, secondairement de l'action du microbe et de ses toxines.

Dans la phase résolutive, il faut admettre que l'élément pathogène est arrêté dans sa pullulation, c'est maintenant que le ferment leucocytaire intervient pour résoudre, puis réparer la lésion. Supposons, pour plus de clarté, que la collection suppurée ne se soit pas ouverte ; progressivement, le pus se liquéfie, les éléments cellulaires sont réduits à l'état de débris que des macrophages englobent et digèrent pour en rejeter les produits de déchet ; mais ce n'est là qu'une partie infime de la réaction : le pus se digère lui-même ; le ferment, issu des leucocytes morts, digère l'albumine de ces leucocytes, les transforme en albumoses, en peptones, éléments que l'on retrouve alors dans le pus. Les vaisseaux absorbent progressivement ces substances assimilables et assimilées dont beaucoup sont portées vers les émonctoires. La réparation se fait donc par collaboration d'éléments de néoformation (cellules lympho-conjonctives, cellules conjonctives) et d'éléments de résorption qui déblaient le terrain des déchets par une véritable digestion intra et extraleucocytaire (macrophages et polynucléaires).

En somme, toute l'évolution aigue des abcès n'est que la traduction de l'action protéolytique des polynucléaires, de même que la liquéfaction des produits de suppuration. Une preuve intéressante nous est apportée par Jochmann et Muller en faveur de cette conception. Chez les animaux à leucocytes exempts de ferment protéolytique (lapin, cobaye), les suppurations évoluent d'une façon insidieuse et le pus est compact, véritablement caséeux. Par contre chez les espèces à leucocytes porteurs de protéase (homme, chien) les suppurations sont aigues, se développent facilement et le pus est liquide. Il en est de même si au lieu de provoquer des suppurations septiques, on fait des injections d'essence de térébenthine. Le chien, le chat suppurent facilement, chez le lapin au contraire l'échec est fréquent et lorsque l'abcès se forme, c'est lentement, il faut parfois attendre dix-sept jours pour le voir se manifester par des signes extérieurs (Grawitz et de Bary, Lemière). L'incision est même souvent nécessaire pour les reconnaître : le pus est caséeux. Chez le cobaye, l'échec est constant.

Enfin, il est un dernier point intéressant que

vient élucider la connaissance du ferment protéolytique dans les suppurations aigues; c'est *l'absence de coagulation* dū pus, phénomène qui a
donné lieu aux interprétations les plus diverses.
La notion des protéases leucocytaires des suppurations aigues permet d'expliquer bien simplement
le phénomène [1]. Le fibrinogène est certainement
présent et la preuve c'est qu'au début de la suppuration, on trouve dans le pus des petits caillots
de fibrine, mais rapidement, dès que la suppuration est devenue plus active, la protéase des polynucléaires exerçant son activité digestive sur la
fibrine et le fibrinogène les peptonise comme les
autres albumines de pus, comme celles des tissus
voisins. Ainsi disparaissent le fibrinogène et la
fibrine qui a pu se former. L'incoagulabilité du
pus devient ainsi facile à concevoir.

Il est nécessaire de rapprocher de ces suppurations locales l'évolution anatomique et physiologique de l'hépatisation pneumonique. Bittdorf
et récemment N. Fiessinger et Bauffle[2] ont montré qu'au début de la maladie, l'expectoration
des pneumoniques ne possède aucun pouvoir protéolytique (peut-être à cause de l'abondance du
sérum mélangé qui donne le caractère rouillé de

<hr>

1. N. Fiessinger et P.-L. Marie. *Journal de Pathologie
générale*, octobre 1909.

2 N. Fiessinger et Bauffle *Revue de medecine*, 10 avril 1910.

l'expectoration). Au moment de la résolution, le ferment apparaît dans l'expectoration ; en même temps l'antiferment sanguin subit un abaissement rapide, mais ne tarde pas à se relever de nouveau. Au moment de la crise pneumonique, il y a donc une poussée locale de protéoferment, d'autant plus active que le pouvoir empêchant du sérum diminue du même coup. Ce protéoferment est le seul facteur important de la liquéfaction de l'hépatisation fibrineuse. M. le professeur A. Robin [1] a, de son côté, apporté des arguments péremptoires en faveur de cette manière de voir. Au moment de la crise pneumonique, fait-il remarquer, les échanges généraux et respiratoires traduisent des réactions analogues à celles qui se produisent à la suite des injections de ferments métalliques. Or, l'injection de ferment métallique agit surtout, comme nous aurons l'occasion de le signaler plus loin, par leucolyse, elle agit en libérant des ferments leucocytaires. Aussi, cette analogie est-elle absolue, puisque dans les deux cas il y a émission intense de protéoferment. La crise de la pneumonie est en partie l'œuvre des ferments leucocytaires. L'un de nous a montré avec Bauffle toutes les modalités dans le groupement des réactions

---

1 ALBERT ROBIN. *Les ferments metalliques* Paris, Rueff, 1907.

chimiques que l'on observe souvent par le mode
de terminaison de la pneumonie.

Le ferment protéolytique intervient peut-être
aussi dans la résorption des exsudats riches en
albumine tels que les épanchements pleuraux et
articulaires chargés en fibrine. Mais la raison
rapportée par Umber, apparition de leucine et
de tyrosine au cours de l'autolyse des exsudats,
n'est pas suffisante pour faire admettre la participation *in vivo* d'un ferment vital. Il ne s'agit
donc que d'une probabilité, et non d'un fait démontré.

B. — *Les infections chroniques.*

Toutes les infections chroniques en général et
en particulier la tuberculose, la syphilis et la lèpre
provoquent dans l'organisme des réactions différentes de celles déterminées par les infections
aiguës. Notre intention n'est pas d'étudier ces
modes réactionnels. Nous ne nous arrêterons
qu'aux notions qui peuvent démontrer l'intervention des zymases leucocytaires, et en particulier
à ce qui touche la tuberculose.

Dans la tuberculose, qu'elle soit folliculaire ou
non folliculaire, nous savons la part considérable
qui revient aux mononucléaires. Le follicule tuber-

culeux en dehors de sa zone épithélioïde présente une zone de cellules lymphoïdes ; souvent même, les recherches récentes de MM. Jousset, Bernard et Salomon, Gougerot le démontrent, cette seule couche de cellules lymphoïdes constitue le follicule atypique. D'autre part, nous savons que si après injection de bacilles de Koch il se produit au début une lutte immédiate entre les parasites et les polynucléaires, vers le troisième jour ce sont les mononucléaires qui interviennent, et phagocytent le bacille. Que sont ces mononucléaires ? Des macrophages surtout, dus à la mobilisation des cellules conjonctives, mais aussi des mononucléaires et des lymphocytes. Aussi, lorsqu'il s'agit d'une infection de séreuse qui permet de recueillir des éléments figurés, est-il facile de rechercher leur pouvoir fermentatif. Les résultats sont constants. Au début de la réaction organique, durant la phase de polynucléose, le ferment protéolytique se retrouve dans les éléments figurés, mais rapidement la formule se modifie, les mononucléaires prédominent, alors plus de protéolyse mais souvent lipolyse manifeste. Le pus tuberculeux présente de ce fait des propriétés biologiques bien spéciales. Rarement il contient du protéoferment, il reste sans action sur les albumines, cette réaction le distingue des suppurations aiguës.

Opie a bien, comme nous l'avons vu précédemment, affirmé l'existence d'une lymphoprotéase dans la réaction tuberculeuse. Nous ne reviendrons pas sur les critiques formulées à ce sujet dans un des précédents chapitres, qu'il nous suffise d'insister sur la fragilité d'une pareille conception. Il n'existe pas dans les lymphocytes de protéase autre qu'une protéase peu active et uniquement de nature autolytique, et celle qu'Opie décrit sous le nom de lympho-protéase active en milieu acide, nous l'avons retrouvée dans les macrophages si abondants au cours des poussées aigues de la tuberculose, ce n'est pas une *lympho*protéase. Mais cette action protéolytique n'est qu'une action accessoire tout à fait secondaire au cours de la tuberculose et ne peut jamais être comparée à la protéolyse des abcès chauds.

Est-il possible de trouver en clinique l'expression de ces actions fermentatives? L'étude des suppurations aigues nous y a préparé.

L'évolution insidieuse des suppurations tuberculeuses, la migration lentement progressive des abcès froids nous paraissent incontestablement l'effet des réactions fermentatives ou du moins la conséquence de l'absence de protéo-ferment. Nous avons vu que le protéo-ferment était le facteur occasionnel de la réaction aigue, rien de surprenant à ce qu'en son absence la réaction aigue fasse défaut. Mais il est possible de déter-

miner cette réaction aigue dans l'abcès tuberculeux de deux façons : en provoquant l'arrivée des
polynucléaires et avec eux de leur protéo-ferment,
ou en injectant dans la cavité un ferment protéolytique. Ces deux expériences demandent une
étude plus approfondie, car nous aurons à voir leur
importance dans les applications thérapeutiques.

Prenons un abcès tuberculeux, par exemple un
abcès froid costal. Avant tout traitement, le pus
reste sans action sur les albumines coagulées : il
est formé de nombreux éléments cellulaires en
forte dégénérescence graisseuse dont le diagnostic
cytologique est rendu impossible par l'intensité
de la cytolyse. Injectons 4 centimètres cubes
d'huile créosotée et iodoformée. Quatre jours plus
tard le pus est rougeâtre, contient cette fois de
nombreux polynucléaires, quelques-uns déjà fortement altérés; son action protéolysante se montre très fortement accusée sur albumine coagulée.
Durant cette deuxième phase de réaction la région
est douloureuse, il se manifeste une très légère
poussée thermique. Cet abcès froid est donc ré-
chauffé (si on peut employer semblable expression), et non par action microbienne, mais par
une simple action toxique qui détermine un appel
de polynucléaires et ainsi un appel de ferment.

Nous aurons l'occasion de montrer plus loin
que les injections de ferments protéolytiques dans

les abcès agissent d'une façon analogue. Elles transforment l'abcès torpide en un abcès à réaction aigue ; on peut donc admettre que cette évolution chronique de l'abcès tuberculeux est en rapport avec l'absence du ferment des polynucléaires. C'est la raison qui explique la longue durée des résorptions spontanées et la fréquence des évacuations au dehors.

Mais pourquoi alors se produisent les migrations des abcès par congestion ? Comment se fait-il que sans ferment protéolytique ces abcès progressent à travers masses musculaires, aponévroses, etc.? C'est que l'abcès froid avance précédé d'une zone de tuberculisation nécrotique ; cette nécrose est le résultat de l'action non des éléments sanguins, mais des microbes eux-mêmes. Les expériences de M. Auclair et de ses élèves ont nettement demontré que c'était le bacille qui par ses toxines fixes, éthéro et chloroformo-bacilline, provoquait à son voisinage les dégénérescences caséeuses ou la réaction scléreuse. Il s'agit donc d'un processus différent à tous les points de vue des abcès chauds, l'abcès froid migre par envahissement progressif.

C. — *Rôle dans les résorptions hématiques.*

Nous aurons l'occasion de citer plus loin à l'occasion des fièvres aseptiques les expériences de

Pillon. Cet auteur insiste sur la part importante qui revient aux ferments leucocytaires dans le déterminisme de la fièvre de résorption, cette fièvre se produisant toujours au moment où les polynucléaires affluent dans le foyer sanguin. Ceci est vrai pour les collections sous-cutanées ou intramusculaires, mais aussi pour les collections sanguines des séreuses. Froin a eu l'occasion, dans les hémorragies méningées, d'assister à la poussée de polynucléose après quelques jours, elle correspond souvent avec une poussée de fièvre et l'accentuation de la globulolyse.

Au sujet des hématomes pleuraux, la démonstration la plus définitive nous est apportée par le mémoire récent de MM. Guillain et Troisier[1].

MM. Guillain et Troisier étudient l'évolution des transformations locales et insistent sur la leucocytose secondaire qui accompagne·l'hématome. Les faits cliniques démontrent donc la part importante qui revient au polynucléaire et par là à son ferment dans la résorption du sang épanché.

Mais ce n'est pas à ce seul fait que se borne l'action du ferment leucocytaire. Peut-être faut-il aussi admettre son intervention pour engendrer

---

1. G GUILLAIN et J. TROISIER Physiologie pathologique de l'hématome pleural traumatique, *Semaine medicale*, 24 mars 1909.

l'incoagulabilité du sang de ces épanchements ?
Nous savons que la protéase des polynucléaires
retarde et empêche la coagulation lorsqu'elle est
mise en liberté en quantité suffisante, par suite
des nécroses cellulaires. Pourquoi ne pas admettre cette pathogénie, puisqu'elle nous permet
d'expliquer la coagulation quand les leucocytes
sont encore indemnes ou en quantité trop minime,
et l'absence de coagulation des vieux hémotho-
rax où les leucocytes polynucléaires abondants
sont en voie de cytolyse.

2° **Réactions générales**

Au premier rang des réactions générales il convient de ranger la fièvre, et il convient de savoir
si les protéases leucocytaires peuvent l'engendrer
et dans quelles circonstances.

A. — *Des fièvres par ferment leucocytaire.*

Dans la production des réactions fébriles en-
trent une foule de facteurs : infection microbienne,
intoxication microbienne, ou intoxications diverses. Mais à côté de ces facteurs multiples, il y a
place pour les ferments leucocytaires. Il est
démontré depuis longtemps que l'injection à un

animal ou à l'homme de ferment tryptique, de ferment végétal (papaïne), provoque même en dehors de toute infection une élévation thermique. Dans tous nos essais thérapeutiques à l'aide de ces ferments nous avons observé ces poussées de température. D'autre part, la résorption aseptique de collections sanguines ou seulement de globules blancs recueillis proprement s'accompagne chez l'animal, comme nous l'avons constaté, de réaction fébrile.

D'autres expériences aussi démonstratives conduisent à la même conclusion. Nous les tirons du livre de M. le professeur Albert Robin sur les « ferments métalliques ». Cet auteur et, après lui, Dunger, Netter, insistent sur la poussée thermique qui suit l'injection de ferments métalliques :

« L'effet immédiat de ces injections sur la température rappelle trait pour trait ce qui se passe avec les *diastases organiques*. Les courbes sont construites avec les températures prises toutes les heures, pendant les huit heures qui suivent les injections. Il est exceptionnel de rencontrer des courbes qui se ressemblent et puissent se superposer. Elles se caractérisent en bloc par une légère élévation thermique de 0°2 a 0°3 chez les individus sains, de 0°2 à 2°2 chez les fébricitants, avec un maximum apparaissant de la troisième à la septième heure et suivi d'une défervescence. » Quand il s'agit de collargol, la réaction est plus violente (Dunger), une à cinq heures après l'injection de collargol apparaît un frisson violent avec élévation de température à 41°, où elle se maintient une à trois heures. Ces réactions fébriles sont accompagnées par des réactions sanguines importantes : « L'injection est suivie d'une leucolyse, qui commence au bout d'une à deux heures, pour se prolonger un temps variable et qui ne persiste qu'exceptionnellement après vingt-quatre heures... » « La destruction leucocytaire se fait surtout aux dépens des polynucléaires neutrophiles et accessoirement aux dépens des autres leucocytes. » (A. Robin.) En même temps que s'accuse cette leucolyse, l'acide urique urinaire subit une notable augmentation, comme conséquence immédiate. Ne peut-on pas relier entre eux, avec le professeur A. Robin, ces différents éléments de la réaction consécutive aux injections de ferments métalliques ? N'est-on pas en droit de faire agir le ferment d'abord sur les globules blancs, dont il amène la leucolyse ? Cette leucolyse met en liberté les zymases leucocytaires, dont la brusque libération ne peut plus être compensée par l'action insuffisante de l'antiferment sanguin. Ces ferments, au même titre que les ferments tryptiques ou protéolytiques en général, provoquent la réaction fébrile très passagère qui suit.

La poussée fébrile qui suit l'administration des ferments métalliques est donc entièrement analogue à celle qui se produit après les injections de ferments digestifs (trypsine, pepsine, pancréatine, diastase, invertine). « Cependant les recherches qui remontent à 1877 des auteurs anglais S. Ott et Collmar, celles de Fermi et Arnozzi, Tchepourkovsky, ont démontré que ce sont moins les ferments purs, pris en eux-mêmes, que les peptones, les albumoses, et en général les substances albuminoïdes concomitantes qui possèdent la propriété hyperthermisante. » (Chantemesse et Podwyssotsky.) Quoi qu'il en soit, les polynucléaires jouent un rôle important dans les transformations des albuminoïdes en peptones nécessaires pour la production de la fièvre, et si la fièvre n'est pas l'effet direct du ferment protéolytique, elle peut en être considérée comme l'effet indirect et secondaire.

Roger et Cadiot ont publié à ce sujet des expériences démonstratives. L'injection intravasculaire chez des lapins de sang veineux provenant d'un animal de même race entraîne une élévation thermique de 0°6, tandis que l'injection de sang défibriné élève toujours la température d'un degré et demi. « Il semble que, pendant la défibrination

du sang, des leucocytes se détruisant, une petite
quantité de nucléo-albumine, ainsi mise en liberté,
agisse à la façon d'une matière hyperthermisante. » Telle est la conclusion de MM. Chantemesse et Podwyssotsky ; changeons nucléo-albumine contre ferment protéolytique et dérivés de
digestion, et la conclusion de ces auteurs reste
entièrement intangible.

Ainsi, toutes les fois qu'une leucolyse intense se
produit, cette réaction fébrile apparaît avec son
caractère essentiellement transitoire et variable.
Aussi, va-t-elle nous aider à interpréter l'origine
et la cause de certaines poussées thermiques,
que d'autres explications n'éclairent pas d'un
jour suffisant.

Fièvre aseptique. — On sait combien est curieuse la poussée fébrile qui survient après les
grands traumatismes avec collections sanguines
épanchées dans les tissus. La température s'élève
à 38°-39° le soir et se maintient deux ou cinq
jours, sans qu'une infection localisée ou généra-
lisée ne se produise. « Les chirurgiens frappés de
ces phénomènes en ont donné des explications
variées : intoxication par le pansement (Sonnen-
burg et Kuster), excitation des nerfs centripètes,
comme dans l'expérience de Cl. Bernard sur le
sabot de cheval, expérience d'ailleurs mal inter-
prétée, comme l'ont prouvé les expériences de

Brener et Chroubach ; fièvre réflexe de Bowlby ; exagération de l'activité nutritive pour subvenir à la réparation des tissus et à la formation du cal (Demisch) ; toutes théories insuffisantes ou physiologiquement inacceptables ; on a admis encore le rappel d'une maladie fébrile préexistante, *fièvre épi-traumatique* de Verneuil et Maunoury. » (L. Guinon [1].)

La théorie de la résorption, défendue par Pillon [2], s'appuie sur la nécessité d'une collection sanguine ou de débris de tissus altérés dans le foyer traumatisé. C'est par suite de la résorption de cette collection que se produit la fièvre, pour la même raison que s'élève la température des cobayes pendant vingt-quatre heures après l'injection intrapéritonéale de sang. Quelle la substance pyrétogène ? Est-ce la leucine, comme l'a pensé Billroth, ou l'histozyme isolé par Schmiedeberg, ou le fibrinferment de Schmidt ? Pillon tranche cette hésitation. Il démontre que la fièvre aseptique est due à la sécrétion des globules blancs vivants ou altérés, contenus dans les liquides épanchés ; il base cette théorie, d'abord sur l'observation d'une hyperthermie

1 L GUINON. *Traité de pathologie générale de Bouchard.* Tome III, 2ᵉ partie, page 72.

2. M PILLON. Soc. de biol , 9 mars 1896.

considérable coïncidant avec la présence de leucocytes, en très grande abondance dans un épanchement, ensuite sur ce fait expérimental que
l'injection de leucocytes vivants en solution salée
à un lapin lui donne la fièvre.

La conception de Pillon nous paraît encore plus
acceptable, après l'étude expérimentale de l'action pyrétogène des ferments digestifs et leucocytaires. La mise en liberté des ferments après la
mort des leucocytes polynucléaires et durant leur
résorption suffit en bonne partie pour expliquer
l'intensité de la réaction thermique.

C'est la même conception qui nous aide à comprendre la fièvre aseptique dans les fractures sous-
cutanées et même dans certaines oblitérations
vasculaires. Peut-être aussi certaines fièvres chlorotiques ou certaines fièvres de surmenage relè-
vent-elles de cette pathogénie.

Fièvre dans la leucémie aiguë. — On peut
encore ici invoquer une interprétation analogue.
Nous ne voulons pas à ce sujet nous montrer par
trop affirmatifs, la majorité des auteurs recon-
naissent leur insuccès dans la recherche des éléments pathogènes dans la leucémie aiguë, mais
rien ne prouve qu'il n'existe pas un élément mi-
crobien qui a échappé jusqu'à l'époque actuelle
à nos moyens d'investigation. Cependant en l'absence d'éléments microbiens, on est en droit sinon

d'affirmer, du moins de hasarder cette hypothèse.

Nous avons eu l'honneur de présenter à la Société médicale des hôpitaux [1] une observation particulièrement intéressante de leucémie aigue chez un homme de trente-quatre ans. La courbe thermique oscillant autour de 39° traduit l'intensité de la réaction générale et cependant la culture du sang, pratiquée avec toutes les précautions d'une asepsie rigoureuse, ne permit de déceler aucun élément pathogène. La culture du sang a bien permis à quelques auteurs d'isoler des agents pathogènes. Seulement, rien n'est plus inconstant que cette infection sanguine ; la culture du sang restée négative à plusieurs reprises dans notre observation, n'a pas donné d'autres résultats entre les mains de MM. Rist et Ribadeau-Dumas et MM. Achard et Feuillié.

Si l'infection microbienne ne suffit pas à expliquer ce processus fébrile, il nous reste l'action des ferments leucocytaires. Nous avons eu l'occasion d'insister sur l'abondance et l'activité considérable des ferments protéolytiques leucocytaires dans le cas de leucémie aigue que nous avons rapporté. Ces ferments n'étaient aucunement neutralisés par les antiferments du sérum sanguin.

1. NOEL FIESSINGFR ET PIERRE-LOUIS MARIE. A propos d'un cas de leucémie aigue myélogène à forme hémorragique. C R Société médicale des hôpitaux, 15 janvier 1909.

Leur action digestive dépassait en puissance toutes celles qu'il nous a été donné depuis d'étudier. Pourquoi ne pas faire jouer un rôle important à ces ferments leucocytaires dans le déterminisme de la fièvre, pourquoi ne pas rapprocher la fièvre leucémique des fièvres aseptiques ?

Fièvre radiothérapique. — Il est une véritable démonstration expérimentale de l'origine toxique de la fièvre de certaines leucémies, elle nous est fournie par l'influence de la radiothérapie. On sait que les rayons X exercent sur la rate ou la moelle osseuse une action leucolytique intense ; cette leucolyse artificielle ne se produit pas sans la mise en liberté d'une certaine quantité de ferment protéolytique, il doit donc logiquement se produire des poussées thermiques. C'est le fait observé par Krause : après cent cinquante minutes de rayonnement, une réaction fébrile se produit, atteignant 39° ou 40° se maintenant quelque temps. Linser signale chez certains leucémiques, à la suite des séances répétées de radiothérapie, des accès fébriles en même temps que se produisent de la diarrhée, de l'albuminurie et que se manifestent de la perte de poids et de la somnolence. Ne s'agit-il pas là d'accidents d'intoxication qui se rapprochent un peu de ceux que provoquent les injections intraveineuses de ferments digestifs ; le leucémique s'intoxique avec les ferments nus en liberté par une destruction leucocytaire trop abondante.

Fièvres infectieuses. — La plupart des autres poussées fébriles relèvent de l'interprétation toxi-infectieuse. Sauf les fièvres passagères et brusques provoquées par les injections de toxiques quelconques, térébenthine par exemple, dans les tissus normaux ou dans les abcès froids (iodoforme, créosote, goménol) et dont la cause réside dans l'afflux polynucléaire local suivi de leucolyse mettant en liberté des ferments pyrétogènes, presque toutes les autres fièvres sont expliquées par l'infection ou l'intoxication microbienne. Nous refusons de suivre Jochmann dans ses conceptions théoriques sur ce sujet. Jochmann en effet veut considérer les légères élévations thermiques après l'accouchement normal comme la traduction d'une résorption des ferments leucocytaires intra-utérins et il apporte comme preuve le pouvoir protéolytique des lochies. Pareille interprétation expose à de nombreuses erreurs, l'infection atténuée est fréquente dans ces cas où l'accouchement est suivi d'élévation de température, et si fréquente est cette cause de fièvre que la délimitation des cas où la fièvre se trouve simplement d'origine toxique, devient impossible (tant au point de vue clinique qu'au point de vue chimique).

Quel crédit accorder aussi à l'explication de la fièvre de lait ? Jochmann prétend que la fièvre de lait qui survient du troisième au quatrième jour après l'accouchement peut être expliquée par une grande résorption de ferment protéolytique dont le colostrum contient une quantité considérable. Cette conception présente au moins l'intérêt de la curiosité, mais on n'est pas en droit de la considérer comme autre chose qu'une simple hypothèse.

En général, dans tout processus toxi-infectieux la pathogénie de la fièvre est complexe, il n'y a pas infection sans atteinte leucocytaire, et l'action des ferments leucocytaires, pyrétogènes s'ajoute à celle des toxines microbiennes. Il est même des affections, où il est possible d'assister à une poussée fébrile d'origine leucocytaire surajoutée à la fièvre d'origine infectieuse.

La pneumonie nous fournit un exemple de cette double pathogénie fébrile. A la fin de la pneumonie et dans les formes fébriles intenses, la température quitte le plateau de 40° pour osciller un jour aux environs de 39°, la veille du septième jour la température monte de nouveau à 40°, même à 40°5 pour tomber brusquement le lendemain en même temps que se produit la crise terminale. Cette poussée brusque terminale est décrite sous le nom de fièvre précritique. Elle s'accompagne d'une véritable poussée de leucocytose traduite par une augmentation de 6.000 à 17.000 globules blancs au-dessus du taux des jours précédents (Lœper). N'est-on pas en droit de rattacher la fièvre à l'intensité de la leucolyse dont les urines précritiques démontrent l'évolution (A. Robin) et de considérer la leucocytose passagère comme une réaction compensatrice et exagérée contre la déglobulisation que subit l'organisme ? En somme, la pneumonie nous offrirait deux cycles fébriles : un cycle infectieux jusqu'au sixième jour, et un cycle précritique d'origine leucocytaire au septième jour.

Beaucoup plus complexe, la fièvre typhoïde possède à l'origine de son évolution thermique deux facteurs qui se combinent, s'associent et se surajoutent: l'infection et la réaction aux protéoferments. Une raison permet d'affirmer l'intervention de ce dernier facteur, elle est fournie par la formule sanguine. « E. Botkine a montré que la dothiénentérie s'accompagnerait précisément d'une leucocytolyse énergique, caractérisée par la présence dans le sang d'un grand nombre de formes leucocytaires en dissolution. La conclusion est que dans la fièvre typhoïde, la leucocytolyse est plus rapide que la formation de nouveaux globules blancs dans les organes hématopoïétiques. Les recherches de Balthazard sur le sang de la fièvre typhoïde des hommes et des animaux ont abouti aux mêmes résultats [1]. »

Ces différentes constatations démontrent l'importance des zymases dans la production des poussées fébriles, nous verrons combien il est utile de connaître l'origine et la cause de ces manifestations fébriles qui, plus encore que les autres, ne relèvent pas du traitement employé dans les autres fièvres.

Rôle des ferments leucocytaires dans la lutte antimicrobienne et antitoxique. — Si ces ferments leucocytaires interviennent dans la lutte locale contre les éléments pathogènes, ils jouent aussi un rôle important à distance contre les éléments microbiens ou les substances toxiques.

Comme pour les éléments microbiens, cette action à distance est démontrée par les faits. Les poussées de leucocytose dans les maladies infectieuses ne vont pas sans des poussées équivalentes de cytolyse. Que les leucocytes meurent impressionnés par les substances toxiques qui les baignent ou par les éléments qu'ils ont absorbés, ils lâchent leurs ferments dans la circulation : « il y aura élimination de leurs substances bactéricides, à la façon de ces liquides qui s'échappent, quand

1. CHANTEMESSE ET PODWYSSOTSKY. *Les Processus généraux,* t. II, 1905, p. 223.

la fiole qui les contient se brise » (J. Carles). Schattenfroh [1] publie à ce sujet une expérience intéressante :

Après centrifugation, la partie claire d'un liquide pleurétique perd toutes ses propriétés antimicrobiennes, si on a soin d'y ajouter du chlorure de sodium qui empêche la cytolyse des globules blancs et par là, la mise en liberté des ferments. Par contre, des leucocytes isolés, en suspension dans l'eau salée, ensuite congelés, communiquent au liquide dans lequel ils se désorganisent des propriétés bactériennes même après leur élimination par centrifugation ou filtration.

Autre fait rapporté par J. Carles : Lœwy et Richter [2] notent que la destruction et la diminution des éléments phagocytaires du sang consécutives à des injections de diverses substances, concordent avec l'apparition d'albuminose dans le sang, et ces produits de sécrétion ou de décomposition des globules blancs constituent un nouveau mode de protection de l'organisme contre les microbes ou leurs toxines.

Dans la lutte antitoxique, la part qui revient aux ferments leucocytaires est très difficile à fixer.

---

1. SCHATTENFROH *Munch med. Woch.*, avril 1897

2. LOEWY ET RICHTER *Zur Biologie der Leukocyten* (*Arch. f path Anat*, n° 52, p. 480).

On sait après les recherches de Besredka, de Carles (de Bordeaux), que les leucocytes jouent un rôle
important dans l'absorption de l'iode, de l'iodoforme et du trisulfure d'arsenic. Il s'agit là d'un
rôle de défense, mais essentiellement local, et
comparable à la phagocytose. Le leucocyte est-il
capable d'agir à distance sur ces toxiques, c'est
probable mais non constant et non démontré.

Processus hémorragiques.

Nous avons vu l'importance des ferments leucocytaires dans les réactions inflammatoires locales. Aux ferments leucocytaires, revient une
part importante dans le déterminisme de la réaction aiguë. Par leur action protéolytique, ils faci-
litent la résorption ou l'ouverture de l'abcès. Mais
ils peuvent aussi dans certains processus rapides
digérer les minces parois capillaires, et une petite hémorragie se produit dans la collection donnant au pus une teinte rougeâtre.

Ce processus de digestion des capillaires intervient dans d'autres circonstances, mais alors à
titre de processus général, les observations de
leucémie aiguë en sont des exemples. Voici le
résumé de l'observation grâce à laquelle nous

1 J CARLES, *loc. cit.*

avons pu éclairer la pathogénie de ce processus complexe :

Un sujet de trente-quatre ans est malade depuis trois mois environ. Le début des accidents se fait par des hémorragies intestinales persistantes, puis, un mois et demi plus tard, se produisent des hémorragies gingivales et pharyngées. La persistance de ces hémorragies provoque une profonde anémie. A l'hôpital nous voyons se développer en plus des taches purpuriques et des hématuries et le malade meurt en grande anémie.

Dans ce cas clinique, l'*intensité des hémorragies* s'est montrée particulièrement marquée. Dès le début, c'est le symptôme qui domine. Puis, les hémorragies se produisent au niveau de toutes les muqueuses digestives, et en dernier lieu, au niveau de l'épithélium rénal. A quoi attribuer l'intensité de ce processus hémorragique ? Il ne provient pas d'un trouble ni d'un retard de la coagulation, qui se montrait au contraire beaucoup plus rapide que normalement.

L'intensité du syndrome hémorragique contrastant avec la facilité de la coagulation devait attirer notre attention. Nous avons recherché, par l'étude histologique et chimique, à en pénétrer le processus intime.

L'examen des coupes et des pièces microscopiques nous a montré que les hémorragies se produisaient toujours au niveau de petits lymphomes sous et intra-épithéliaux.

On peut se demander si dans l'occurrence les lymphomes ne favorisaient pas la répétition des hémorragies. Que voyons-nous dans ces lymphomes ? Des amas de grands mononucléaires non granuleux. Ces mononucléaires sont souvent altérés, les lames de sang étalé nous les montrent presque tous vacuolaires, et quelquefois en voie de désintégration cytolytique.

Cette cytolyse leucocytaire n'était pas un processus inoffensif. L'étude chimique nous révéla l'existence, à l'intérieur des globules blancs, d'un ferment protéolytique très actif. Mis en liberté par les cytolyses leucocytaires, ce ferment s'accumulait chez notre malade au point où les cellules se condensaient. D'où, *digestion des capillaires et hémorragies consécutives*. C'est à cause de cette digestion continue que les hémorragies ne pouvaient être enrayées ni par le traitement, ni par la rapidité de la coagulation sanguine.

Le pouvoir protéolytique des globules blancs de cette leucémie était beaucoup plus marqué que celui de deux leucémies myélogènes chroniques examinées par l'un de nous dans le service de M. le Pr Chauffard.

Dans l'organisme normal, ce ferment existe, mais se trouve neutralisé par l'antiferment. Chez notre malade, les globules blancs ensemencés en présence du sérum possedaient quand même leur pouvoir protéolytique. Il y avait donc ou élévation du taux du ferment ou diminution de l'action des antiferments ; dans l'une et l'autre éventualité, la conséquence était la même, le ferment pouvait agir et digérer les minces parois des capillaires sous-muqueux.

Ne peut-on pas comparer l'abondance des hémorragies de la leucémie aigue avec l'abondance des hémorragies localisées de la pancréatite hémorragique ? Dans la pancréatite, on a fait jouer un rôle important à la digestion des capillaires par le ferment tryptique ; dans la leucémie, ne peut-on pas invoquer le pouvoir protéolytique des globules blancs des lymphomes ?

On nous objectera la rareté des hémorragies dans les leucémies myélogènes chroniques où le pouvoir protéolytique des globules est de même très élevé (Muller et Jochmann, Th. Pfeiffer [1]). C'est un fait indiscutable. Seulement quel est l'état de la reaction du sérum? Le sérum des leucémies chroniques myélogènes n'a-t-il pas le temps, durant la longue évolution clinique, de

1. Th. Pfeiffer. Ueber Autolyse leukæmischen und leukocytolischen Blutes. *Wiener Klin. Woch*, 18 octobre 1906, n° 42, p. 1249.

compenser l'action nocive des globules blancs par le développement d'un antiferment?

Il est probable que ce processus hémorragique n'est pas spécial à la leucémie aigue, et on est en droit de prévoir son extension à d'autres types cliniques. Mais, à l'heure actuelle, les documents font entièrement défaut, et on se trouve dans l'impossibilité de faire une classification des hémorragies suivant cette donnée directrice. La leucémie aiguë hémorragique, les hémorragies viscérales ou muqueuses de certaines leucémies myélogènes à marche rapide relèvent seules de cette interprétation pathogénique.

Processus anémiques. — Frappé chez les anémiques et les chlorotiques simples de l'état de faiblesse que n'expliquent pas les modifications des hématies et de l'hémoglobine, Brenner[1] se demande si cet état de faiblesse n'est pas en rapport avec l'action des antiferments leucocytaires. Il examine l'index antifermentatif du sérum, le trouve particulièrement élevé autant que celui des cancéreux et des cachectiques, et n'hésite pas dans les cas où de très légères modifications des hématies et de l'hémoglobine s'accompagnent de phénomènes généraux sérieux, à les attribuer à

1. F Brenner. *Deut. med Wochenschr.*, 1909, n° 9, p. 309

l'augmentation du pouvoir antitryptique du sang. C'est là une pure hypothèse, nullement démontrée, car nous aurons plus loin l'occasion de signaler l'extrême variabilité de l'index antifermentatif et d'insister sur la fragilité de certains édifices pathogéniques dont il constitue la clef de voûte.

Modifications urinaires.

De tous les émonctoires, le rein est celui vers lequel se dirigent de préférence les ferments leucocytaires, et les produits de dédoublement dus à leur action.

Jochmann signale dans les urines au moment de la résolution de la pneumonie, un pouvoir intense de digestion sur la fibrine, tandis qu'auparavant les urines ne manifestaient pas cette propriété. L'un de nous avec Bauffle a observé la même présence de ferment protéolytique au moment de la résolution de la pneumonie, quand le bloc hépatisé est en voie de résorption. Cette réaction est particulièrement évidente quand il s'agit d'une pneumonie dont l'hépatisation est étendue, ce qui est de règle dans la pneumonie double.

Parmi les produits de digestion des leucocytes, il en est dont le passage dans l'urine est d'une interprétation facile : ce sont les peptones. Décelée par Mialhe, la peptonurie se rencontre surtout dans les affections pyogènes, c'est un symptôme qui accompagne les suppurations étendues, suppurations osseuses et des séreuses. Castaigne [1] considère la peptonurie comme tout à fait exceptionnelle. Ce n'est pas l'avis de Maixner : ainsi dans un cas d'empyème, l'excrétion de peptones atteignait 0,66 °/₀ de l'urine (4 gr. 96 en 24 heures), dans un cas de péritonite suppurée, de 0,33 à 0,75 °/₀.

Dans la pneumonie à la défervescence, on peut observer jusqu'à 4 grammes d'albumoses et des peptones en abondance. Enfin l'albumosurie a été signalée dans la leucémie (Kœttnitz).

Dans ces cas, il se produit une réaction leucocytaire locale ou générale et des digestions par les protéases. Les peptones, les albumoses abondamment produites passent dans la circulation, ne sont pas utilisées et sont éliminées par les urines. Aussi ne retrouve-t-on pas dans les urines des malades porteurs d'abcès ou de collections suppurées aigues en voie de résorption, de grandes quantités d'albumine comme manifestation du rejet de ces albumines du pus ; ce qui passe dans le sang et les urines ce sont les produits de

---

1. CASTAIGNE. *Manuel des maladies des reins*. Paris, 1906.

dédoublement de la molécule albuminoide, albumoses ou peptones.

LIPASE LEUCOCYTAIRE

Autant est précise l'influence de la protéase des
leucocytes dans les processus généraux, autant
est nébuleuse et vague l'influence de la lipase.C'est
que la lipase n'est pas, comme la protéase, la propriété exclusive de certains leucocytes ; elle se
retrouve en quantité notable dans le sérum, comme
l'a démontré M. Hanriot, circule à l'état libre et
ne constitue pas l'apanage des éléments figurés.
Cette diffusion de la lipase rend complexe et difficile l'étude isolée de la lipase leucocytaire. Néanmoins, il est possible d'affirmer son intervention
au cours de certains processus pathologiques, intervention précise dans les processus locaux, intervention plus problématique dans les processus
généraux.

a). — *Réactions locales.*

L'adéno-lipomatose symétrique en est un exemple. Cette affection se caractérise par une accumulation considérable de graisses dans des régions
ganglionnaires. On a longtemps discuté sur le

processus intime de cette lipomatose, certains auteurs l'ayant considérée comme un trouble du trophisme nerveux, d'autres comme l'expression d'une infection tuberculeuse. Il nous semble que l'infection tuberculeuse, si elle existe, n'est qu'une circonstance déterminante qui agit indirectement. L'infection tuberculeuse ou une autre cause agit sur le ganglion lymphatique, en trouble le fonctionnement physiologique ; l'adipolyse ne se fait plus, le ganglion s'encombre de graisses neutres, et ceci d'autant plus facilement que l'inversion de sa fonction peut aboutir à une adipogénie locale : ainsi, *accumulation des graisses non transformées, formation de graisses nouvelles sous l'effet d'une cause tuberculeuse*, tels nous paraissent être les processus pathogéniques les plus en accord avec les réalités objectives. Récemment, MM. OEttinger et Malloizel(*Arch. de méd. expér.*, nov. 1909) ont rapporté un cas de dégénérescence graisseuse des ganglions mésentériques. Ils attribuent cette altération de même que l'amaigrissement général à un trouble de la lipase ganglionnaire.

Le rôle local de la lipase leucocytaire ne se borne pas là. Nous croyons pouvoir affirmer l'intervention de la lipase dans la *défense locale* contre certaines infections en général, contre l'*infection tuberculeuse* en particulier.

Ce rôle de la lipase dans la défense antibacillaire nous l'avons démontré dans deux mémoires : l'un dans les *Archives des maladies du cœur et du sang* (octobre 1909), l'autre par l'un de nous dans la *Revue de la tuberculose* (N. Fiessinger, 1910).

Les preuves que nous avons réunies à l'appui de cette conception sont nombreuses. On peut les classer sous quatre rubriques :

1° Présence de lipase dans les produits tuberculeux ;

2° Origine de cette lipase ;

3° Action de la lipase sur le bacille de Koch ;

4° Son rôle dans la défense antibacillaire.

1° PRÉSENCE DE LIPASE DANS LES PRODUITS TUBERCULEUX

Les résultats sont constants ; quand le pus n'est pas infecté ni modifié par des injections médicamenteuses, il exerce une action saponifiante sur les graisses neutres et la cire d'abeille. Cette action saponifiante du pus tuberculeux, qu'il provienne de pleurésie suppurée tuberculeuse, d'adénopathie cervicale ou d'abcès par congestion, le distingue des pus des suppurations aiguès banales. Ces derniers en effet ne possèdent qu'un très faible pouvoir saponifiant.

Nous avons à deux reprises de pus de pyopneumothorax tuberculeux et d'abcès froid costal extrait à l'aide de la précipitation par l'alcool après dissolution dans l'eau glycérinée un ferment saponifiant les graisses.

Nos premières recherches étaient publiées quand nous avons eu connaissance d'un travail de Fontes[1]. Cet auteur, à l'aide d'une technique légèrement différente de la nôtre, isole des ganglions tuberculeux un ferment ou « tuberculo-cirase ». Ce ferment dissous dans l'eau distillée saponifie la graisse extraite du bacille à l'aide de la dissolution par le xylol suivie d'une précipitation dans l'alcool, et fait apparaître des corps solubles dans l'alcool qui cristallisent par refroidissement en donnant un mélange de cristaux de palmitine et de stéarine solubles à 75° C.

De ces faits, on est en droit de conclure que les *produits tuberculeux* (pus ou macération d'organes tuberculeux) *possèdent le plus souvent un ferment saponifiant, ayant les propriétés des lipases.*

Nous avons dit plus haut que l'abcès froid ou le pus tuberculeux en général ne contient aucune protéase agissant en milieu faiblement alcalin. Il

---

1 A. Fontes Études sur la tuberculose *Memorias do Instituto Oswaldo Cruz.* Rio de Janeiro, avril 1909.

est nécessaire d'ajouter que c'est le propre des
pus chroniques non infectés, non traités et sans
poussée congestive avoisinante. La protéase peut
se retrouver facilement dans les suppurations
sous l'influence de ces causes perturbatrices. En
effet, la protéase est apportée par les polynu-
c'éaires du sang. Toute circonstance qui fait affluer
dans le foyer tuberculeux des polynucléaires fait
apparaître des traces ou des quantités considérables de protéase leucocytaire [1].

En somme, nous voyons que *la protéase étant
pour ainsi dire accidentelle dans le pus tuberculeux, la lipase reste le seul ferment caractéristique*, c'est aussi le ferment le plus constant
dans les exsudats et transsudats tuberculeux purs
et non modifiés.

2° ORIGINE DE LA LIPASE DU PUS TUBERCULEUX

L'origine de la lipase du pus tuberculeux doit
être recherchée dans les microbes pathogènes ou
dans les éléments cellulaires exsudés. Les bacilles de Koch possèdent un ferment soluble qui présente la même action que la lipase. Carrière [1] met

1. A. COYON, N FIESSINGER ET J. LAURENCE. Comment guérit
un abcès froid. *Journal des Praticiens*, 2 octobre 1907.

2 G CARRIÈRE. Sur l'existence d'un ferment soluble dans les
cultures des bacilles de Koch. Soc. de Biol., 16 mars 1901,
p. 320.

en évidence cette action de la lipase en ayant recours à la monobutyrine. Ce facteur lipolytique ne paraît néanmoins jouer qu'un rôle accessoire, car pour dépister la lipase du bacille de Koch, il faut employer des doses considérables de bacilles, qu'il est impossible de trouver dans un pus tuberculeux. C'est donc dans les éléments cellulaires exsudés dans le pus qu'il faut chercher la raison d'être de la lipase et nous pensons que parmi ces éléments les lymphocytes et les cellules lympho-conjonctives doivent occuper la première place.

La démonstration de cette fonction lipolytique des petits mononucléaires nous a été apportée par *l'étude de la résorption des graisses* tout d'abord et *la recherche de la lipase dans les organes et éléments cellulaires de la série lymphatique ensuite.* Les constatations antérieures nous ont fourni déjà les éléments de cette démonstration.

C'est donc à ces éléments que l'on doit attribuer le pouvoir lipolytique du pus tuberculeux.

L'histologie démontre en effet le rôle important que jouent les mononucléaires dans la défense locale antibacillaire. Que la tuberculose soit folliculaire ou non folliculaire, c'est la *réaction mononucléaire* ou *lymphoconjonctive qui prédomine.*

3° Action de la lipase sur le bacille de Koch

Nous avons cherché si la lipase extraite des suppurations tuberculeuses exerçait une action bactériolytique sur le bacille de Koch. Des bacilles provenant d'une culture sur pomme de terre glycérinée étaient émulsionnés par agitation avec des corps étrangers dans un milieu chloruré sodique. Cette émulsion, mêlée à des quantités définies de ferment, était portée vingt-quatre heures à l'étuve à 52°, puis après centrifugation le culot était coloré à l'aide de la méthode de Fontes [1] qui permet une étude plus approfondie des granulations du bacille.

En comparant la constitution et l'abondance des bacilles de cette solution avec des mélanges témoins où le ferment avait été au préalable détruit par un chauffage à 80° pendant vingt minutes nous avons remarqué dans le mélange lipasique

---

1. Méthode de Fontes :

1° Colorer à chaud par la fuchsine phéniquée de Ziehl deux minutes environ, laver à l'eau courante ;

2° Colorer par le cristal violet phéniqué pendant deux minutes ,

3° Traiter par le Lugol ;

4° Décolorer à l'alcool acétone. Laver. Coloration du fond avec un bleu basique

que les bacilles n'étaient pas moins nombreux, mais qu'ils présentaient nettement un aspect plus grêle, souvent les parties fuchsinophiles étaient en voie d'effacement et rendaient plus évidentes les granulations colorées par le Gram. En somme, la bactériolyse n'était que légère dans les mélanges de bacilles et de lipase provenant de suppurations tuberculeuses.

Sur ce point seulement, nous ne partageons pas l'avis de Fontes qui a signalé dans les mélanges lipase et bacille une diminution rapide et intense du nombre des bacilles.

On peut s'expliquer dans une certaine mesure l'imperfection de la bactériolyse à l'aide de la lipase tuberculeuse. La lipase n'agit que sur l'enveloppe graisseuse et cireuse du bacille, or nous savons et nous l'avons vérifié à plusieurs reprises que les bacilles longuement dégraissés à l'aide des dissolvants des graisses, xylol, éther, présentent encore leurs propriétés acidorésistantes qui les font se colorer en rouge à l'aide de la méthode de Fontes.

Nous nous sommes demandé si les protéases ou ferments protéolytiques digérant les substances albuminoïdes du milieu alcalin (production de peptone et d'acides amidés) présenteraient une action plus énergique. Nous avons mis en présence des émulsions de bacille de Koch avec de la protéase leucocytaire et avec la trypsine pancréatique ; malgré l'activité et l'énergie des ferments en cause nous n'avons observé aucune altération bactériolytique des bacilles. Par contre, si dans ces mêmes milieux protéolytiques, nous versons non pas une émulsion de bacilles normaux, mais une émulsion de bacilles dégraissés longtemps au xylol, les résultats sont tout différents. Après vingt-quatre heures, le bacille a perdu sa forme normale, presque tous les bacilles dans la proportion relative des deux tiers sont réduits à leurs granulations violettes.

On peut donc conclure *que le bacille est protégé contre les ferments protéolytiques par son enveloppe graisseuse, lorsque cette enveloppe graisseuse disparaît, le bacille est vulnérable. Or la lipase du pus tuberculeux joue le rôle de dissolvant de l'enveloppe graisseuse, elle sensibilise le bacille.*

Il est possible de détruire *in vitro* des bacilles de Koch en deux temps. Dans un premier temps séjour dans une lipase, dans un deuxième temps séjour dans une protéase.

Des expériences faites avec des pus tuberculeux modifiés après injection de nucléinate de soude ont permis de plus à l'un de nous (Fiessinger) de démontrer par des preuves biologiques l'action bactériolysante du pus tuberculeux dans lequel l'arrivée des polynucléaires apporte la protéase active, le pouvoir n'est *qu'incomplet* et qu'ébauché dans le pus tuberculeux normal, car il nécessite l'intervention non seulement de *la lipase de l'abcès* mais aussi de la *protéase des leucocytes*.

A cette occasion, nous devons cependant signaler un fait que nous avons observé à plusieurs reprises : lorsqu'un pus tuberculeux devient protéolytique par influence modificatrice thérapeutique, la lipase diminue en activité. Il semble que *la protéase exerce une action soit destructrice, soit inhibitrice sur la lipase du pus.* Quoi qu'il en soit, l'action saponifiante du pus sur les graisses neutres et sur la cire faiblit mais peut encore persister sur la monobutyrine. Cette destruction de la lipase n'est pas assez rapide pour empêcher pendant un certain temps l'action combinée des deux ferments comme le démontre l'expérience rapportée plus haut ; de plus, elle n'empêche pas l'action de la protéase sur les bacilles du pus et des parois, car ces bacilles sont presque toujours sensibilisés par l'action antérieure de la lipase et *leur bactériolyse se fait « in vivo » en deux temps successifs comme dans notre expérience « in vitro ».* Cette bactériolyse peut cependant ne pas être réalisée dans le foyer tuberculeux si les bacilles profondément situés échappent à l'action des ferments ; c'est probablement le cas pour les tuberculoses profondes et viscérales. La tuberculose pulmonaire rentre dans ce cadre. En effet, les crachats des tuberculeux au deuxième et troisième degré, comme l'un de nous l'a constaté dans des expériences inédites avec Bauffle, contiennent une grande quantité de protéase active digérant l'albumine coagulée due à l'abondance des polynucléaires qu'appellent les infections secondaires. Si ces crachats possèdent nettement des bacilles acidorésistants, c'est que probablement l'action lipasique se montre insuffisante pour réaliser une sensibilisation complète. Un travail récent de E. Schultz [1] fait dépendre la persistance de l'acido-résistance des bacilles dans les crachats d'une insuffisance de la défense organique. Cet auteur constate en effet que chez les tuberculeux dont la réaction de défense est suffisante, les bacilles colorables par le Ziehl disparaissent pour faire place aux formes granuleuses. Ces formes granuleuses semblent entièrement analogues aux figures de bactériolyse que nous avons obtenues a l'aide de l'action successive de la lipase et de la protéase sur les bacilles de Koch. Aussi, croyons-nous que l'augmentation de l'activité lipasique

1. E. Schultz. Sur les formes granuleuses du bacille tuberculeux dans les crachats *Deut. Med. Wöch.*, 1909, t XXXV, n° 36, p. 1569.

locale constitue un des plus importants modes de défense du poumon tuberculeux.

4° RÔLE DE LA LIPASE DANS LA DÉFENSE ANTIBACILLAIRE « IN VIVO »

Après l'évidence des faits observés, on peut essayer d'échafauder sur leur base un édifice pathogénique. Mais, loin de nous engager dans une succession d'hypothèses, nous chercherons le plus possible à nous entourer des garanties d'exactitude et à nous appuyer sur la force des réalités objectives.

Le bacille de Koch, nous l'avons vu, détermine presque toujours la réaction mononucléaire et lymphoïde. La provocation de cette réaction n'est pas le propre des bacilles vivants. Elle peut être obtenue avec des *bacilles morts* (Léon Bernard et Salomon, Gougerot et Laroche); on ne peut donc l'attribuer à la vitalité du microbe, ni à une sécrétion soluble ; nécessairement elle provient d'un élément qui persiste après la mort du bacille.

Cet élément, cause de la réaction lympho-conjonctive, paraît être *l'enveloppe cireuse* qui entoure le bacille de Koch (N. Fiessinger et P.-L. Marie). Cette enveloppe cireuse ou graisseuse constitue au bacille une véritable *enveloppe de protection* ; l'organisme, pour se défendre contre cette pénétration microbienne, doit nécessairement envoyer à sa rencontre les seuls éléments figurés capables de digérer les graisses et les cires, les *éléments de la série lymphatique*. Cette adaptation de la réaction défensive entrevue par Bergel n'est pas une pure hypothèse, elle s'appuie sur certains faits que nous allons rapidement résumer :

1° *Les graisses extraites des bacilles par l'éther et le chloroforme* (éthéro et chloroformo-bacilline d'Auclair) *injectées à l'animal produisent localement la même réaction que l'injection de bacilles* (Auclair, Léon Bernard et Salomon, Armand-Delille, Courcoux et Ribadeau-Dumas, etc.).

2° Avec des corps gras non bacillaires, Pagniez et Camus obtiennent une réaction locale analogue.

C'est donc que l'*enveloppe graisseuse du bacille joue un rôle important* dans le déterminisme des réactions locales. Seulement, ce n'est peut-être pas la *seule raison* en cause, car les bacilles dégraissés par un lavage à l'éther et au chloroforme peuvent encore provoquer une réaction locale où prédominent les mononucléaires (Milian).

3° *Les organes lymphatiques et les ganglions en particulier à lipase active possèdent un fort pouvoir bactéricide* (Arloing [1], Manfredi [2]).

1. ARLOING. Scrofule et tuberculose humaines. *Rev. de Med.* 1887, p. 97.

2. MANFREDI. *Virchows Arch.*, CLV ; 1899.

*4° Les animaux dont la lipase est particulière-
ment active phagocytent et détruisent très rapidement les bacilles de Koch injectés.* Ici, nous
croyons devoir nous éclairer de faits de pathologie comparée. Il existe en effet certaines espèces
animales immunisées contre l'infection tuberculeuse, la chenille de la mite d'abeille en est un
curieux exemple. Étudier son mode de défense
peut nous fournir de précieux enseignements.

La chenille de la mite de ruche d'abeille (*Galeria
nilonela*) se développe au voisinage des ruches
dans la saison chaude. Elle naît de petits œufs dépo-
sés par la mite dans les fissures de la ruche. La germination s'effectue en dix jours, en trois semaines
la chenille atteint son maximum de développement,
elle peut alors mesurer de 3 à 4 centimètres de
long. Elle se transforme en chrysalide, d'où sort
quinze jours plus tard la mite et le cycle recom-
mence. Nous avons pu obtenir la continuation du
cycle durant la saison froide en maintenant les
animaux à une température de 20°.

La chenille de la mite est une chenille blanche
ou jaunâtre. Elle vit dans la cire de la ruche faible dont les abeilles ne peuvent résister à l'attaque. La consommation de cire faite par ces animaux est considérable.

Cette chenille présente une particulaité intéressante : elle est immunisée contre l'infection tuber-

culeuse. Metchnikoff [1] montre le premier que les bacilles tuberculeux sont détruits dans l'intestin de cet animal. Mais c'est surtout à Metalnikoff [2] que l'on doit sur ce sujet les recherches les plus intéressantes. Cet auteur a eu surtout recours aux injections sous-cutanées d'émulsions de bacilles tuberculeux. Une à deux heures après l'injection les leucocytes du sang de la chenille sont fréquemment porteurs de bacilles ; ceux-ci, vers la troisième heure, montrent des altérations de bactériolyse et s'entourent progressivement d'une enveloppe brunâtre qui persistera vers la quatrième heure après la disparition complète de l'acidophilie du bacille. En somme, *la bactériolyse intraleucocytaire se fait avec une rapidité surprenante.*

L'un de nous a repris les expériences de Metalnikoff. Il a observé la précocité de la phagocytose et la rapidité de la bactériolyse, particulièrement si on prend comme témoin une chenille ordinaire vivant d'albumine végétale.

La chenille de mite possède cette action bactériolysante parce qu'elle possède une *lipase spéci-*

---

1. METCHNIKOFF. *Mem. Proc. of Manch. List Phil. Soc.*, 1900, 1901 (d'après Metalnikoff).

2. METALNIKOFF S.-J. Contribution à l'immunité de la mite des ruches d'abeilles vis-à-vis de l'infection tuberculeuse. *Arch. de Soc. Biol. de Saint-Pétersb.*, t. XII, 1907, p. 300 et t. XIII, n° 1, 1907

fique que l'un de nous a pu isoler et qui dédouble *les cires d'abeille* et *les cires de bacilles de Koch* (obtenues par précipitation alcoolique dans les dissolutions au xylol). Ce ferment *reste indifférent en présence des graisses neutres*. Il est propre, semble-t-il, à la chenille de mite, car la mite elle-même en est presque dépourvue.

Par des expériences différentes de celles de Metalnikoff, N. Fiessinger arrive à considérer la lipase de la chenille de la mite comme la cause de sa résistance au bacille. Cette lipase ne suffit pas *in vitro* néanmoins à réaliser la bactériolyse complète du bacille. La lipase est moins bactériolytique que sensibilisatrice.

La bactériolyse qu'elle provoque n'est que très minime, du moins *in vitro*. Comment se termine la bactériolyse *in vivo* ? Le mécanisme nous échappe encore, peut-être s'agit-il d'un processus qui ne relève pas des actions zymologiques.

Quoi qu'il en soit, la conclusion naturelle de ces faits de physiologie comparée peut ainsi s'énoncer : la chenille de mite, dont le ferment lipolytique est actif sur la cire d'abeille et sur la cire de bacille, résiste avec facilité contre l'attaque bacillaire. L'activité de son ferment tient probablement à sa nourriture car la mite (papillon) elle-même qui ne se nourrit pas de cire en possède des quantités bien moindres. Il y a là une adaptation fonctionnelle, le ferment apparaît quand la chenille a besoin de sa présence pour assimiler la cire de la ruche d'abeille.

Nous avons vu que chez les mammifères, on peut mettre en évidence une lipase dans les organes lymphoïdes et aussi dans les produits tuberculeux. Seulement cette lipase se montre très souvent insuffisante surtout dans les cas de tuberculose viscérale et pulmonaire. Plus que toutes les autres, les localisations ganglionnaires sont susceptibles de guérison car c'est à leur niveau que le ferment se retrouve avec le plus de concentration.

Si donc la pullulation du bacille traduit l'insuffisance du processus de défense locale, il n'en résulte pas moins que la localisation ganglionnaire correspond souvent à un véritable enkystement. La généralisation microbienne est empêchée par la barrière lymphatique qui se forme autour du ganglion atteint. N'est-ce pas là une conséquence de la zymase défensive ? Le pronostic général relativement bénin des tuberculoses ganglionnaires n'est-il pas la conclusion logique de la défense lipasique ganglionnaire et périganglionnaire ! La lipase n'est pas suffisante pour enrayer le développement local des bacilles tuberculeux, mais elle suffit pour empêcher la généralisation microbienne.

En somme, chez les mammifères la lipase de

l'appareil lymphatique et la lipase du pus tuberculeux ne se montrent pas toujours assez puis-
santes pour enrayer l'infection bacillaire.

On est en droit de se demander si on ne peut
réaliser chez l'animal ou chez l'homme des aug-
mentations de la résistance antibacillaire par une
alimentation graisseuse abondante, si en somme
on peut activer la lipase normale des tissus lymphoïdes par une utilisation progressive et par une
véritable éducation fonctionnelle.

CHAPITRE V

APPLICATIONS AU DIAGNOSTIC CLINIQUE

Il est naturel de chercher une application de ces ferments leucocytaires au diagnostic clinique. Leur nature, leurs variations ne peuvent-elles pas fournir de précieuses indications à l'investigation clinique? Nous éliminerons de ce chapitre les renseignements fournis pour le diagnostic du cancer par l'appréciation du pouvoir antitryptique du sérum pour nous borner seulement à l'étude des ferments dans le diagnostic des leucémies et dans le diagnostic des exsudats et transsudats.

Dans le diagnostic des leucémies

Au premier abord, le diagnostic de la variété d'une leucémie ne présente aucune difficulté quand la morphologie, le nombre et la proportion des leucocytes nous sont connus. Les lames de sang de leucémie myélogène dont les mononucléaires du type myélocyte contiennent des granulations ne peuvent être confondues avec des lames couvertes des moyens et des petits lymphocytes non granuleux de la leucémie lymphogène. Mais le diagnostic devient plus difficile entre le myélocyte non granuleux à gros noyau et à protoplasma basophile et le gros lymphocyte. Le diagnostic est si difficile que l'erreur fut commise pendant longtemps, et que la leucémie aiguë, qui présente un grand nombre de ces myélocytes non granuleux, fut considérée comme une leucémie lymphatique.

Dans l'observation de leucémie aiguë publiée par nous en janvier 1909, et dont nous avons déjà parlé au cours de ce travail, nous nous trouvons en face d'un pareil problème.

Les lames de sang montrent plusieurs variétés cellulaires. Parmi celles-ci, une espèce prédomine ; c'est un élément anormal, un grand mononucléaire à protoplasma basophile, rempli de vacuoles claires et contenant un gros noyau faiblement coloré avec quelques caryosomes et un ou deux nucléoles. Le noyau remplit presque toute la cellule, dont le protoplasma en bordure s'effrite dans les préparations. Ce mononucléaire ressemble par tous ces caractères au myélocyte (Gilbert et P.-É. Weil). Un seul point l'en distingue : l'absence de granulations neutrophiles ou éosinophiles : c'est le *myélocyte non granuleux*. Pour Pappenheim, Grawitz et Wolff (cités par Aubertin), ce mononucléaire non granuleux à protoplasma basophile constitue la cellule primordiale, la cellule d'origine de tous les globules blancs, aussi bien ceux de la série lymphatique que ceux de la série myéloïde. Ce mononucléaire est parent du « petit myélocyte basophile » de Dominici et de la « cellule d'irritation de Turk », c'est la *cellule souche* de la famille leucocytaire.

La morphologie nous guidait, elle nous permettait sinon d'affirmer, du moins de soupçonner la nature médullaire de ces éléments cellulaires. Un argument nouveau en faveur de cette origine nous était fourni par la recherche du pouvoir protéolytique. De fines gouttelettes d'une émulsion de globules blancs de notre leucémie (isolés par la centrifugation) furent déposées à la pipette sur du sérum de bœuf coagulé ; les tubes de sérum séjournèrent ensuite au thermostat à 50°. Après quarante-huit heures au niveau de chacune des gouttes déposées, s'était creusée une cupule arrondie, le sérum était digéré.

Ce pouvoir protéolytique appartient, non pas aux éléments de la série lymphocytaire, mais bien à ceux de la série myéloïde (polynucléaires, myélocytes). Il fait entièrement défaut dans les leucémies lymphogènes, et se trouve très accusé dans les leucémies myélogènes. (Muller et Jochmann.)

Or, comme notre émulsion était presque uniquement formée des grands mononucléaires, l'intensité de son pouvoir protéolytique nous permettait d'affirmer l'origine médullaire de ces éléments.

Pour toutes ces raisons, les grands mononucléaires à noyau pâle et à protoplasma basophile doivent être considérés comme des éléments médullaires. L'origine myéloïde de cette leucémie ne fait plus l'objet d'aucun doute [1].

Peu après la publication de notre travail, W.-H. Schultze [2] aborde aussi le diagnostic des variétés de leucémies, en s'aidant des réactions chimiques des leucocytes. Il montre qu'à côté du ferment protéolytique, on peut utiliser comme réaction distinctive: l'oxydase-réaction.

Pour cette réaction, on emploie deux solutions:

[1]. En faisant des recherches bibliographiques, nous avons trouvé un travail de Warfield T Longcope et J.-L. Donhauser, où les auteurs, comme nous l'avons fait nous-mêmes, s'appuient sur le pouvoir protéolytique particulièrement accusé des gros lymphocytes d'une leucémie aiguë, pour les distinguer des vrais lymphocytes et des cellules endothéliales (*Proceedings of the Pathological Society of Philadelphie*, XI, 267-275, 1908)

[2]. W.-H. SCHULTZE. Zur Differentialdiagnose der Leukæmieen. *Münch. Med Wochenschrift*, 26 janvier 1909, n° 4, p. 167.

une solution aqueuse de naphtol α à 1 °/₀ et une
solution aqueuse de diméthyl-phénylendiamine
à 1°/₀. La solution de naphtol est solubilisée à
chaud et filtrée à froid. Mélanger les deux solutions; elles forment par synthèse d'oxydation à
la lumière une substance bleue du groupe indo-
phénol. Sous l'influence d'un ferment oxydant, la
réaction est encore accusée et les points chargés
de ferments se colorent en bleu. Sur les coupes
faites à réfrigération et fixées au formol, cette
réaction peut être utile pour reconnaître les myélocytes granuleux et non granuleux, ces deux
types de cellules se remplissent de granulations
bleues et se distinguent des lymphocytes et grands
mononucléaires qui restent incolores. C'est l' « in-
dophenolblausynthese » de Schultze.

Dans le diagnostic des exsudats et transsudats.

Comme nous l'avons déjà montré [1], on peut utiliser dans la pratique courante les notions sur
les ferments leucocytaires pour le diagnostic des
éléments figurés des exsudats.

1. N FIESSINGER et P.-L MARIE Les ferments des leucocytes
dans les exsudats des sereuses. Le zymodiagnostic. Société
médicale des hôpitaux, 28 mai 1909, et Le Zymodiagnostic
(*Journal des Praticiens*, 5 juin 1909.)

Les polynucléaires se caractérisent par leurs ferments protéolytiques, tandis que lymphocytes et cellules endothéliales n'en contiennent pas trace; ceux-ci, au contraire, paraissent, quand l'ensemencement est largement pratiqué, posséder le pouvoir de digérer les graisses sous la forme de cire neutre ou de graisse de beurre neutre.

Cette recherche des ferments des leucocytes pouvait donc conduire au diagnostic de la nature de ces éléments, une différence capitale séparant polynucléaires et lymphocytes. De là, nous en arrivions à penser que l'étude des ferments leucocytaires pouvait fournir les mêmes renseignements utiles que le cytodiagnostic des épanchements des séreuses. Nos efforts se dirigèrent donc vers ce but précis, et, après plusieurs mois de recherches, nous rapportons le fruit de cette expérience. Nous tenons dès le début à insister sur un point : *l'étude des zymases leucocytaires ne peut en aucune façon remplacer le cytodiagnostic.* La physiologie biochimique cède le pas à la morphologie ; mais nous aurons l'occasion de démontrer que *dans les cas où cette morphologie est en défaut,* par suite de la *désagrégation leucocytaire,* le diagnostic par les zymases peut résoudre un problème clinique autrement insoluble.

Il résulte de nos études comparatives que, au cours des *pleurésies séro-fibrineuses chez des tuberculeux pulmonaires*, les épanchements ont toujours présenté une prédominance marquée des lymphocytes et très peu de polynucléaires. Chez quinze malades, à dix-neuf reprises, la recherche du pouvoir protéolytique est restée négative, douze fois le pouvoir lipolytique fut positif.

Les résultats présentent une irrégularité et une inconstance marquée en ce qui concerne la recherche des ferments lipolytiques, peut-être subordonnée à l'abondance des lymphocytes dans le liquide ensemencé.

Sur treize *pleurésies tuberculeuses primitives*, dont une hémorragique, neuf dès le début furent lymphocytaires; pas de digestion des graisses, ni de l'albumine. La dixième observation se rapporte à une pleurésie à début aigu et fébrile avec réaction polynucléaire et endothéliale, vite transformée en une réaction lymphocytaire. Les onzième, douzième et treizième se rapportent de même à une poussée aigue pleurale passant progressivement à l'état chronique et perdant son pouvoir protéolysant. Ainsi la réaction zymologique est calquée sur la réaction cytologique, protéolyse positive quand existe la polynucléose, plus tard réaction négative.

Dans trois *pleurésies aiguës*, l'une à la suite d'un infarctus, deux autres à la suite d'une pneumonie, la réaction cytologique montre des polynucléaires, le pouvoir protéolytique est seul positif ; ce dernier cas contenait cependant de nombreux globules rouges qui atténuèrent la réaction. Une *pleurésie fétide* à pneumocoque contenant des éléments très cytolysés digère l'albumine.

Aucun résultat au cours de cinq *hydrothorax*, deux chez des asystoliques, trois chez des cardio-rénaux.

Au cours d'un *hydropneumothorax tuberculeux* à formule cytologique impossible à définir, seul le pouvoir lipolytique était dépisté.

Deux *pleurésies suppurées tuberculeuses* ne digèrent pas l'albumine, mais émulsionnent et acidifient les graisses et hydrolysent l'amidon.

Deux *ascites de cirrhose alcoolique* à formule lymphocytaire restent sans action. Une *ascite de péritonite cancéreuse* à formule lymphocytaire agit sur les graisses.

Une *arthrite séro-purulente blennorragique* à polynucléaires, digère l'albumine sans modifier les graisses.

Deux *méningites syphilitiques chroniques* à lymphocytes, dont une chez un tabétique, ne possèdent aucune action fermentative, tandis que deux *méningites tuberculeuses* à lymphocytes digèrent nettement les graisses.

Sur deux *hémorragies méningées*, l'une, pure

au début, n'altère aucun milieu ; l'autre, infectée par une otite, contient des polynucléaires et possède un fort pouvoir protéolytique.

Trois *méningites à pneumocoques* avec exsudation de polynucléaires digèrent l'albumine sans attaquer les autres milieux. Il en est de même pour huit cas de *méningites cérébro-spinales à méningocoques.*

A ce sujet nous avons observé un fait particulièrement intéressant [1]. Le ferment protéolytique des polynucléaires des méningites cérébrales ne se trouve jamais neutralisé par un antiferment contenu dans le liquide céphalo-rachidien, cet antiferment fait entièrement défaut. Par contre, le sérum anti-méningococcique possède ce pouvoir d'arrêt et de neutralisation. Aussi nous sommes-nous demandé, étant donné que le ferment protéolytique détermine en injection dans l'organisme une réaction aiguë et fébrile, si en plus de l'infection microbienne, il n'existe pas dans ces méningites une auto-intoxication par les protéases des polynucléaires et si le sérum antiméningococcique injecté dans la cavité rachidienne n'agit pas d'une double façon, par une action antimicrobienne

---

1. Noel Fiessinger et Pierre-Louis Marie. Le ferment protéolytique des polynucléaires dans les méningites à méningocoques. *Société de Biologie*, 5 juin 1909.

et antifermentative à la fois, ce qui expliquerait peut-être certaines guérisons rapides de méningites à méningocoques par l'injection intrarachidienne de sérum non spécifique?

Que conclure de cette énumération comparative, sinon que *le pouvoir protéolytique appartient exclusivement aux exsudats à polynucléaires et qu'il fait défaut dans les exsudats à lymphocytes ? A l'inverse du pouvoir protéolytique, le pouvoir lipolytique est négatif quand il s'agit d'exsudats à polynucléaires, positif quand ce sont les lymphocytes qui dominent.* Cette propriété lipolytique des lymphocytes fait défaut quand ces ensemencements ne sont pas largement effectués.

.·.

D'où cette conclusion : l'étude des ferments leucocytaires fournit les mêmes renseignements que la cytologie, mais avec moins de précision. La cytologie grâce au pourcentage renseigne sur l'équilibre des formules leucocytaires, c'est *un procédé quantitatif*, tandis que la zymologie ne fait soupçonner que l'espèce leucocytaire dominante, c'est *un procédé simplement qualitatif*. En somme, l'étude des ferments ne serait d'aucune utilité, si le cytodiagnostic pouvait renseigner d'une manière constante. Mais *ce cytodiagnostic peut se trouver en défaut, la morphologie cellulaire peut être altérée*, les éléments difficiles sinon impossibles à reconnaître, c'est alors que le zymodiagnostic pourra nous fournir d'utiles renseignements. Ces cas ne sont pas rares et nous en avons rapporté plusieurs exemples.

Quand on hésitera en face d'éléments très déformés *en désagrégation cytolytique*, quand les cellules seront très altérées, quand les noyaux des polynucléaires, entrant en *condensation pycnotique*, simuleront des lymphocytes bosselés, c'est alors que deux gouttes de culot déposées sur albumine coagulée trancheront le différend. *L'apparition d'une dépression en cupule le lendemain permettra l'affirmation de la polynucléose.* C'est grâce à ce procédé qu'à la deuxième ponction, nous avons pu affirmer la nature polynucléaire des éléments presque méconnaissables d'une méningite cérébro-spinale.

Le zymodiagnostic constitue ainsi un adjuvant très utile du cytodiagnostic. Il le remplacera en cas *de profonde cytolyse* des éléments figurés. C'est alors que le diagnostic par la physiologie remplace le diagnostic par la morphologie cellulaire.

On peut ainsi schématiquement conclure, lorsque le pus possède un pouvoir protéolytique très accusé, à la présence des polynucléaires, et par contre si le pouvoir protéolytique fait défaut, à l'absence de ces mêmes polynucléaires dans le pus. On voit de là la conséquence pratique considérable que prend cette réaction. Le pus tuberculeux contient très rarement des polynucléaires, il se distingue par là des autres pus aigus ou subaigus relevant d'une autre cause microbienne. Il ne possède donc pas de ferment protéolytique. Notre collaborateur et ami, J. Laurence, a montré dans sa thèse [1], d'après quarante-deux observations, la plupart personnelles, que dans les suppurations dues au seul bacille de Koch et n'ayant subi aucun traitement modificateur, le pouvoir protéolytique des éléments figurés est nul; par contre, dans les suppurations aigues, subaigues et chroniques d'origine non tuberculeuse et dans les abcès froids secondairement infectés ou traités par des injections modificatrices, l'épreuve de la digestion de l'albumine est toujours positive.

Un seul cas paraît faire exception à cette règle; il s'agit d'un petit abcès superficiel de nature tuberculeuse sans contestation possible puisque l'inoculation au cobaye a été positive, ici

---

1. J Laurence. Quelques applications cliniques et thérapeutiques des notions récentes sur la protéase leucocytaire dans les suppurations. Thèse doct méd Paris 1909.

cependant le pus retiré par ponction digérait l'albumine. Mais si on regarde les choses de plus près, on voit que la peau recouvrant la collection suppurée était rouge et prête à s'ouvrir, il s'agissait d'un abcès froid subissant une poussée aiguë.

Au cours des cystites tuberculeuses, les infections secondaires entraînant un afflux de polynucléaires dans le liquide purulent, il n'est pas surprenant que le culot de centrifugation des urines troubles des deux malades observés par Laurence possédât un pouvoir protéolytique positif.

C'est que toute suppuration tuberculeuse secondairement infectée de même aussi que tout abcès froid traité par des injections modificatrices perdent leur caractère différentiel. Les polynucléaires qui y affluent leur apportent du ferment protéolytique.

Nous pouvons établir en principe avec Laurence, que *toutes les suppurations, quel que soit leur siège, (suppurations sous-cutanées, ganglionnaires, osseuses, séreuses, articulaires, viscérales), dues à des germes infectieux autres que le seul bacille de Koch possèdent un pouvoir protéolysant facile à mettre en évidence.*

La bile, quand elle est infectée, possède cette même propriété ; les auteurs allemands ont montré qu'avec des infections minimes n'altérant en rien son aspect macroscopique, elle présente ce pouvoir protéolysant, dont elle est a l'état normal complètement dépourvue. Peut-être pourrait-on utiliser ce fait en clinique pour supprimer en temps voulu après une intervention chirurgicale, le drainage des voies biliaires infectées.

Les suppurations mycosiques, malgré leur évolution clinique se rapprochant beaucoup de celle des abcès froids, digèrent l'albumine, et Jochmann l'a démontré à l'occasion d'une suppuration actinomycosique. C'est là un renseignement précieux que peut fournir le zymodiagnostic.

Par contre, *toute suppuration tuberculeuse non infectée et non modifiée ne possède aucun pouvoir protéolytique.* Seulement comme la moindre infection secondaire vient altérer les résultats, « on ne peut, en matière de suppurations, se baser d'une manière ferme sur les propriétés protéolytiques du contenu d'un abcès pour rejeter l'origine tuberculeuse de cet abcès. En d'autres termes, *si une protéolyse négative possède une grosse valeur et permet de dire abcès dû au bacille de Koch, une protéolyse positive a une valeur beaucoup moindre et ne permet pas de conclure à l'absence du bacille de Koch.*

« Pareil inconvénient n'existe pas pour le zymodiagnostic appliqué aux exsudats séro-fibrineux ;

ici, pas d'infections secondaires venant fausser les résultats. Voilà pourquoi la valeur du zymodiagnostic des suppurations est bien inférieure à celle du zymodiagnostic des exsudats séro-fibrineux.

« Ces réserves faites, le zymodiagnostic présente sur les autres procédés de laboratoire deux avantages sérieux qui sont sa rapidité et son extrême simplicité. Un diagnostic microbiologique ou cytologique exige quelques connaissances spéciales et une technique parfois délicate : un zymodiagnostic peut être pratiqué par le premier venu, sans aucun apprentissage préalable, et la réponse est donnée en vingt-quatre heures au plus. » (Laurence).

Dans tout ce chapitre des applications au diagnostic clinique nous n'avons parlé que des épreuves protéolytiques sans insister sur le pouvoir lipolytique, et cela pour deux raisons : la recherche du pouvoir lipolytique n'est pas réalisable dans la pratique courante, et ensuite elle n'est pas nécessaire. Elle n'est pas réalisable, parce que la seule technique qui ne nécessite pas des dosages, l'épreuve sur cire en plaque est très infidèle et l'on ne peut tabler sur ses résultats (N. Fiessinger. *Société d'études sur la tuberculose*, 9 décembre 1909). Elle n'est pas nécessaire, car schématiquement, elle est positive quand la réaction protéolytique est négative ou inversement. Une seule de ces deux recherches suffit donc.

CHAPITRE VI

APPLICATIONS A LA THÉRAPEUTIQUE

La connaissance des ferments leucocytaires apporte à la thérapeutique une base nouvelle. Sur cette base, l'école allemande a tenté d'échafauder les assises de certaines méthodes de traitement, dont nous avons nous-mêmes contrôlé les résultats et dont certaines nous ont paru mériter une étude approfondie. La thérapeutique trouve, en effet, dans les ferments leucocytaires, des collaborateurs précieux. Comme l'influence de ces ferments s'exerce directement ou indirectement à enrayer certains processus morbides; comme en pathologie, ces ferments interviennent souvent comme agents de défense, pourquoi ne pas chercher à traiter certaines affections en produisant dans l'organisme d'une façon artificielle l'émission d'une certaine quantité de ferment leucocytaire? C'est là un mode de traitement que bien avant l'école allemande, M. le professeur A. Robin et M. Netter ont réalisé à l'aide des injections de ferments métalliques ou à l'aide des injections de collargol, facteurs importants de cytolyse leucocytaire, dans la thérapeutique de certaines affections telles que la pneumonie et le rhumatisme articulaire aigu. C'est le traitement recommandé aussi par l'école allemande dans les suppurations tuberculeuses. Inversement, dans les cas où la pathologie générale nous enseigne l'existence d'une réaction fermentative trop intense, tel est le cas par exemple des suppurations aigues, ne pouvons-nous pas chercher à neutraliser l'action ou du moins à diminuer la production des ferments leucocytaires?

Toute cette thérapeutique est assise sur la notion du ferment protéolytique, nous aurons l'occasion de montrer ensuite que le ferment lipolytique peut aussi servir de guide dans une thérapeutique anti-tuberculeuse sans qu'on puisse actuellement fournir sur ce sujet des renseignements précis et définitivement prouvés.

1° FERMENT PROTÉOLYTIQUE

La pathologie générale nous a démontré l'intervention protéolytique dans deux genres de processus différents :

Les processus locaux;

Les processus généraux.

Il convient d'étudier dans chacune de ces catégories quelles déductions pratiques nous pouvons tirer de connaissances acquises, et si les tentatives thérapeutiques ainsi établies ne sont pas illusoires. Pour apporter des conclusions en accord avec les réalités objectives, l'un de nous en collaboration avec les D⁰ Coyon et Laurence a repris toutes les recherches antérieures. Nous avons expérimenté sur l'homme les nouvelles méthodes de traitement, et les résultats ont été ensuite soigneusement comparés entre eux de façon à permettre une appréciation juste de l'action curatrice des moyens employés.

PROCESSUS LOCAUX

Dans les processus locaux, cette nouvelle thérapeutique trouve une très large application. Il est facile dans une cavité d'abcès ou dans une séreuse d'activer la production du ferment protéolytique ou au contraire de modérer son action et pour obtenir ces résultats nous possédons des moyens nombreux dont il faut apprécier la valeur.

ACTIVATION PROTÉOLYTIQUE

1° *Dans les abcès froids.* — Nous avons étudié plus haut l'évolution clinique d'un abcès froid. L'abcès froid possède une évolution torpide et particulièrement prolongée ; s'il se fistulise, c'est pour suppurer pendant de longs mois. Nous ne reviendrons pas sur les raisons qui nous ont fait considérer cette chronicité et cette lenteur de résorption comme une juste conséquence d'une absence de ferment protéolytique dans l'abcès froid. Dans nos nombreux examens, nous n'avons qu'une seule fois enregistré une exception à la règle générale suivante : *le pus d'abcès froid est exempt de la protéase des polynucléaires.* Quoi de plus juste que de chercher à guérir l'abcès froid en lui fournissant une quantité de ferment protéolytique pour favoriser la digestion et par là la résorption de son pus et de ses parois.

Or pour apporter ce ferment protéolytique nous disposons de deux moyens dont A. Coyon, N. Fiessinger et J. Laurence [1] ont comparé l'action thérapeutique.

---

1 A. COYON, N FIESSINGER et J. LAURENCE. Comment on guérit un abcès froid. *Journal des Praticiens,* 2 octobre 1909.

Le premier, préconisé par Jochmann et Baetzner [1], consiste dans l'injection dans la cavité de l'abcès d'un ferment analogue à la protéase leucocytaire, la *trypsine* de Kahlbaum en solution aseptique au $1/100^e$ dans de l'eau chlorurée sodique à 7 °/°°. Ce ferment est injecté à la dose de 1 à 2 centimètres cubes. Entièrement inoffensive dans l'intimité des tissus à cause de sa rapide neutralisation par l'antiferment du sérum (Achalme), cette injection est bientôt suivie d'une hyperémic locale considérable, l'abcès devient douloureux, mais rapidement le pus qui a pris une teinte rouge se tarit et l'abcès se comble par bourgeonnement. Même action dans les fistules tuberculeuses qui se ferment rapidement. De même les ulcères tuberculeux bourgeonnent si l'injection est faite profondément et répétée. Dans un travail plus récent, Kantorowicz [2] signale aussi l'action liquéfiante et curatrice des solutions de trypsine employées pour le traitement des adénopathies.

A. Coyon, N. Fiessinger et J. Laurence ont utilisé avec succès ce traitement et de même un trai-

---

1. Jochmann et Baetzner. *Munch. Med Wochenschrift*, 1 dez. 1908, n° 49.

2. A Kantorowicz. Ferment und Antifermentbehandlung eitriger Prozesse *Munchener Med. Woch.*, 13 juillet 1909, n° 28, p. 1419.

tement analogue en remplaçant le ferment tryptique par un ferment végétal la *papaïne* [1] dont les propriétés digestives sur les albuminoïdes sont les mêmes.

« Mais, en comparant les résultats fournis par ce mode de traitement et ceux fournis par les méthodes courantes, nous n'avons pas observé la moindre supériorité en faveur des injections de ferments. Au contraire, il arrive que les solutions de ferments, qu'il s'agisse de trypsine ou de papaïne, malgré l'adjonction de traces d'antiseptiques s'infectent, et l'injection devient alors dangereuse. On remplace avantageusement ces injections de ferments par les simples injections modificatrices. » (A. Coyon, N. Fiessinger, J. Laurence.)

Le *second moyen* d'activer le ferment protéolytique est fourni par les *injections modificatrices*. Les substances que nous avons expérimentées dans le traitement des abcès froids sont les substances couramment adoptées : l'éther iodoformé, l'huile créosotée et iodoformée, l'huile goméno-

----

1. Ces auteurs ont employé la papaïne en solution glycérinée et stérilisée par tyndallisation de Byla Jeune (Gentilly) en dilution au 1/10ᵉ dans du sérum chloruré sodique et comme trypsine la trypsine Carrion et la trypsine Poulenc en solution isotonique au 1/100ᵉ filtrée sur bougie Berkefeld.

lée, le naphtol camphré [1]. Toutes ces substances exercent une action analogue et c'est le processus général de leur influence que nous étudierons. Il serait absurde de prétendre que ces substances agissent à titre d'antiseptiques ; pour qui connaît l'épaisseur des parois de l'abcès, l'anfractuosité de la cavité, l'infiltration tuberculeuse avoisinante et aussi la situation profonde du bacille, l'antisepsie de l'abcès tuberculeux est aussi illusoire que l'antisepsie intestinale. Les injections modificatrices n'agissent pas de cette façon ; elles interviennent tout simplement comme substances toxiques, déterminent une congestion considérable des vaisseaux de la paroi, des hémorragies capillaires et surtout un *afflux abondant de polynucléaires*. Le pus verdâtre avant l'injection, formé de débris cellulaires, se transforme en deux jours en un pus rougeâtre, filant, abondant, formé de nombreux globules rouges et aussi de nombreux globules blancs polynucléaires, dont la plupart sont en voie de destruction. Analysons le pouvoir protéolytique de ce pus. Il s'est entièrement modifié; *avant l'injection, pas de protéase, après l'injection, protéase abondante* digérant avec une extrême facilité toutes les albumines.

1. Nous remercions le Dr Balencie, assistant du Dr Calot, de nous avoir fourni quelques pus d'abcès traités à l'aide de l'huile goménolée et à l'aide du naphtol camphré.

Ainsi, l'injection modificatrice liquéfie les produits tuberculeux par une action indirecte : en appelant tout d'abord les polynucléaires, puis en les détruisant pour mettre en liberté leur ferment protéolytique; c'est ce ferment qui constitue l'agent de liquéfaction puisqu'il digère les albuminoïdes du « tuberculome ».

En ponctionnant l'abcès ainsi injecté une fois, on suit bientôt une nouvelle transformation du pus. De rouge, qu'il était dans les jours qui suivaient l'injection, le pus reprend sa teinte primitive, en même temps son pouvoir protéolytique disparaît. Il convient donc de répéter cette activation artificielle de la protéolyse et après quelques injections, la suppuration se tarit, l'abcès se comble et la fluctuation disparaît. La réparation s'est faite par bourgeonnement après digestion des masses tuberculeuses, comme s'il s'agissait d'un abcès chaud bien drainé. La répétition des injections n'est pas toujours nécessaire. Il arrive pour les petits abcès superficiels, qu'une seule ponction évacuatrice après l'injection suffise et la collection se résorbe comme par enchantement durant la phase d'activation protéolytique.

Un autre procédé de traitement des abcès froids a été recommandé récemment par Goldenberg [1].

1 GOLDENBERG. Ueber die Fermentbehandlung tuberkulœser Abzesse. *Munch. Med. Woch*, 5 janvier 1909.

Au lieu d'injecter une substance modificatrice, il a recours aux injections *de nucléinate de soude*. On peut employer une solution aseptique de nucleinate de soude au 1/100°. Une injection à l'intérieur de l'abcès de 1 ou de 2 centimètres cubes produit un abondant appel de polynucléaires. L'auteur allemand fait suivre cette injection d'une irradiation aux rayons X pour cytolyser les polynucléaires et mettre en liberté leur protéase. L'action curatrice sur les abcès froids se manifeste en quelques jours, deux injections, trois au plus sont nécessaires ; nous en avons observé avec J. Laurence des exemples démonstratifs. *L'irradiation aux rayons X n'est pas nécessaire*, car la destruction leucocytaire se produit d'elle-même et rapidement dans la cavité de l'abcès. D'après les exemples que nous avons suivis le nucléinate de soude agit de la même façon que les injections modificatrices, mais avec une activité accrue.

Quoi qu'il en soit, ces méthodes de traitement (injections de ferments, injections modificatrices, injections de nucléinate de soude) agissent de la même façon en produisant une réactivation de la protéolyse locale. Les injections de ferments apportent elles-mêmes l'élément de la protéolyse, tandis que les injections modificatrices et les injections de nucléinate de soude le font apporter par les polynucléaires du sang. Dans le premier cas, *il s'agit de protéolyse artificielle ; dans le deuxième, de protéolyse naturelle mais toutes deux sont artificiellement provoquées par la thérapeutique.*

Telles sont les conclusions auxquelles nous ont conduits les faits observés avec A. Coyon et J. Laurence.

Toute la thérapeutique de l'abcès froid doit s'inspirer de cette notion importante de la *réactivation protéolytique*. Rien de facile que d'atteindre un semblable but, il suffit d'injecter dans la cavité un liquide suffisamment modificateur. Nous avons donné la liste des médicaments dont nous avons apprécié l'action, en voici la posologie telle que nous l'avons utilisée :

Huile goménolée :

Injecter 2 centimètres cubes d'huile goménolée au 1/5.

Huile créosotée iodoformée :

Iodoforme	5 grammes
Créosote	2 —
Huile d'olives. . .	100 cc.

Stériliser l'huile, laisser refroidir, et vers 60° ajouter le mélange créosoté et iodoformé pour éviter la décomposition par la chaleur et la mise en liberté de l'iode.

Injection de **2** à **5** centimètres cubes [1].

Naphtol camphré :

Pour éviter la précipitation au contact des liquides de l'organisme, injecter le mélange suivant :

> Naphtol camphré. .   1 cc.
> Glycérine pure . .   10 —

Triturer dans un mortier jusqu'à parfaite division.

Éther iodoformé :

Mélange au 1/10. Injecter 3 à 4 centimètres cubes dans la cavité de l'abcès.

Nucléinate de soude :

Solution au 1/100°. Nucléinate de soude laissé en contact pendant six heures avec le chloroforme, décanté et séché à l'étuve à 40°, dissous dans de l'eau stérile. Ne pas stériliser la solution à 120°, de peur de décomposition.

Injecter **2** à 3 centimètres cubes dans la cavité de l'abcès.

1. Un article récent du Dr Biot (*Lyon medical*, 19 septembre 1909) insiste sur les résultats merveilleux qui peuvent couronner cette thérapeutique par les injections d'huile créosotée et iodoformée. Elle assure « avec le maximum de sécurité et le minimum de douleurs, la guérison des adénites sans aucune cicatrice ce qui n'est pas de mince importance surtout chez certains sujets ».

A ces *deux moyens* dont le médecin dispose pour activer la protéolyse d'une suppuration tuberculeuse, il faut en joindre un *troisième* accidentel et dangereux : *l'infection secondaire.* L'infection secondaire peut jouer le même rôle que les injections modificatrices, malheureusement ce n'est pas toujours là que se borne son influence. Les microbes extérieurs trouvent dans la poche tuberculeuse un foyer favorable à leur pullulation, et leur germination ne tarde pas à provoquer une infection générale dont la fièvre hectique est la traduction et qui cause la mort. C'est pourquoi l'infection secondaire est un danger pour toute suppuration tuberculeuse, il en est néanmoins d'atténuées qui le sont suffisamment pour ne pas infecter l'organisme et assez infectieuses pour provoquer une réaction polynucléaire. L'observation publiée par Coyon et l'un de nous (*Presse médicale*, 16 octobre 1909) en est un exemple : nous avons assisté chez un malade âgé de 18 ans porteur d'un pyopneumothorax tuberculeux à l'évolution vers la guérison complète grâce à l'apparition d'une infection aigue atténuée à staphylocoques. La résorption de l'épanchement tuberculeux s'est faite grâce à l'activation protéolytique consécutive à l'infection staphylococcique.

« Toutes les infections secondaires des suppurations tuberculeuses ne sont pas également dangereuses ; il en est au contraire qui peuvent jouer un rôle modificateur et favorable ; ces cas exceptionnels améliorent la lésion tuberculeuse comme l'injection modificatrice des abcès froids, en favorisant l'arrivée des polynucléaires et la mise en liberté de leur protéase active dont le pus manifeste la présence au cours de l'analyse zymologique. » (Coyon et N. Fiessinger.)

2° *Dans les épanchements des séreuses*.— L'étude zymologique nous a montré que certains épanchements des séreuses, en particulier les épanchements pleuraux, se comportent comme les abcès froids. Leurs éléments figurés étant uniquement lymphocytaires ne leur apportent aucun ferment protéolytique. Aussi, de même que dans les abcès froids, leur évolution est-elle souvent torpide chronique et apyrétique. L'épanchement se résorbe avec une extrême lenteur. Cette chronicité d'évolution des épanchements lymphocytaires contrastant avec la rapidité de la résorption des épanchements à polynucléaires nous fit incriminer l'absence de ferment protéolytique, et chercher avec A. Coyon, la détermination d'une protéolyse locale.

Après avoir comparé dans les pleurésies séro-fibrineuses l'action des injections de papaïne, trypsine, de liquides modificateurs (huile goménolée), nous avons eu recours à la thérapeutique suivante. Les pleurésies apyrétiques à épanchements torpides et lents à se résorber étaient traitées par une injection intra-pleurale d'une solution de nucléinate de soude à 1 % stérilisée à 100° à la dose de 4 à 6 centimètres cubes. La réaction générale et locale qui se manifeste à la suite de cette injection est toujours intense : élévation thermique, frisson, augmentation de l'épanchement, apparition d'un gros souffle, congestion pulmonaire, diminution des urines. La température tombe en trois à quatre jours. Durant cette poussée réactionnelle, on observe deux phénomènes importants, une poussée de leucocytose sanguine qui atteint 20.000 à 25.000 et surtout une poussée de polynucléose locale. L'épanchement, formé auparavant de lymphocytes, contient à la suite de l'injection des polynucléaires, et l'exsudat possède la propriété de digérer l'albumine. Le plus souvent, dans les épanchements moyens, il n'est pas nécessaire de recommencer cette injection de nucléinate ; en dix jours au maximum, on voit après la poussée thermique réactionnelle l'exsudat disparaître progressivement et la pleurésie guérit en une quinzaine de jours.

Ce traitement doit obéir à certaines indications. Il s'applique avec succès aux pleurésies *chroniques immobilisées* de nature tuberculeuse. On se

gardera d'y recourir dans les pleurésies aiguës
fébriles dont les phénomènes généraux se trou-
veraient aggravés par le nucléinate de soude.
L'activation protéolytique doit être réservée aux
pleurésies apyrétiques récidivantes ou chroniques. (A. Coyon et N. Fiessinger.)

MODÉRATION ET NEUTRALISATION PROTÉOLYTIQUE

Cette indication nous est fournie dans les suppurations aigues à polynucléaires. La protéolyse
est alors trop active, elle dépasse la mesure et ne
fait ainsi qu'aggraver l'évolution locale, et les phénomènes inflammatoires. Modérer l'évolution de
la protéolyse du pus, tel est le but à viser. Pour
arrêter cette protéolyse, il faut s'attaquer au ferment lui-même ; une seule substance est capable
d'une telle influence sans se montrer nocive, c'est
l'*antiferment* du sérum humain et du liquide
d'ascite. C'est à la physiologie que nous deman-
derons le médicament, puisqu'elle-même y re-
court comme nous l'avons vu pour modérer le
ferment protéolytique de ses globules blancs.
Cette influence de l'antiferment sur les suppurations méritait d'être étudiée à la fois au point
de vue expérimental et clinique.

L'expérimentation apporte à ce sujet une confirmation démonstrative. Kolaczek[1], chez le chien et le singe, a provoqué des abcès aseptiques à l'aide d'injection d'une solution de nitrate d'argent à 5 °/₀, d'aleuronate à 4 °/₀, d'huile de térébenthine et des abcès septiques sous-cutanés à l'aide de cultures de staphylocoque ou de pus d'abcès. Après la production des abcès, l'injection d'antiferment avec ou sans ouverture de l'abcès suffisait à enrayer le processus suppuratif et à favoriser la résorption.

On était en droit, en présence de semblables résultats, d'appliquer ce mode de traitement à la thérapeutique des suppurations humaines.

Les résultats pratiques de cette médication ne tardèrent pas à se manifester. Muller et Peiser, dans une centaine de suppurations, employèrent parmi les premiers le traitement par les antiferments et n'observèrent jamais le moindre accident. Au contraire, trois phénomènes heureux se produisent : ce sont la *diminution de la suppuration, la rapide démarcation ou le nettoyage des plaies, la chute de la température*. En somme, la guérison se fait rapide et franche après ce traitement.

---

1. HANS KOLACZEK. Neue Heilbestrebungen in der Behanlung eitriger Prozesse. *Munchener Mediz Wochensch.* 22 dez. 1908, p. 2635 et Ueber Antifermentbehandlung eitriger Prozesse ohne Inzision. *Centralblatt fur Chirurgie*, 1908, n° 30.

Indications. — Tous les processus aigus aboutissant à la formation d'abcès, conduisent aux mêmes résultats. Mais on peut faire avec Muller et Peiser [1] une classification des suppurations suivant la rapidité d'action du traitement.

Dans les suppurations à collections bien délimitées (mastite abcédée, abcès ganglionnaire) l'action est rapide et définitive. Elle est moins absolue dans le traitement des suppurations diffuses ou à cavités multiples (phlegmon diffus, phlegmon des gaines tendineuses, anthrax, panaris). Dans ce dernier cas, on ne peut se contenter d'une injection simple d'antiferment, il convient de répandre l'antiferment sur toute l'étendue de l'incision, et ainsi on ne peut encore espérer atteindre tous les foyers de suppuration qui restent à distance de l'incision sans être reliés à elle par des voies de communication. Les furoncles rentrent dans ce groupe, car ils représentent un type d'inflammation nécrosante et non suppurative. En somme dans le deuxième groupe d'affections, il faut, pour appliquer l'antiferment avec succès, faire de grandes et larges incisions et déposer sur les lèvres de la plaie de longues bandes de mous-

1. Müller et Peiser. Neue Gesichtspunkte bei der Behandlung eitriger Prozesse. *Munchener Medizin Woch*, 28 avril 1908, p. 891.

seline imbibée d'antiferment, dont un pansement empêche la dessiccation. Le phlegmon des gaines sera non pas tamponné, mais immergé dans le sérum.

Dans un troisième groupe d'affections, ce traitement ne possède qu'une action problématique. Il s'agit de suppurations osseuses (ostéomyélite aiguë ou chronique). Il est difficile, dans ces circonstances, de faire pénétrer l'antiferment jusqu'au foyer suppuré. Peut-être dans certains cas où l'incision est grande cette difficulté disparaît-elle.

En plus du rôle antifermentatif, le sérum humain ou le liquide d'ascite possèdent le pouvoir d'accélérer la délimitation des foyers de nécrose et de dessiner le sillon d'élimination.

On peut se demander quelles sont les sérosités qui contiennent le plus d'antiferment. En dehors du sérum d'homme centrifugé et frais, de nombreux liquides offrent cette même propriété d'arrêt sur la protéase leucocytaire : la sérosité d'œdème, surtout le liquide d'ascite de cirrhose alcoolique recueilli aseptiquement et filtré sur bougie de porcelaine, le liquide d'hydrocèle et même l'albumine de l'urine de néphrite. Cet antiferment n'est pas le propre de l'espèce humaine et nous avons eu l'occasion de voir plus haut qu'on le retrouve chez certains mammifères, particulièrement le chien, tandis qu'il fait défaut chez les amphibiens et les reptiles.

Préparation de l'antiferment. — Ponctionner avec un trocart monté sur tubes de caoutchouc stérilisés à l'autoclave, une ascite de cirrhose alcoolique. Répartir aseptiquement ce bouillon en tube après filtration sur bougie autant que possible. Éprouver ce liquide en présence de doses variables de trypsine à 1 °/₀ sur milieu albumineux. La conservation est possible pendant plusieurs semaines à condition de mettre les tubes et ballons au frais ou à la glacière, ou bien d'y ajouter 0,5 d'acide phénique ou un peu de chloroforme.

D'après Kolaczek, on peut encore utiliser comme antiferment le sérum de mouton ou de bœuf préparé par injection de ferment et réduit par l'évaporation dans le vide. Cet antiferment se montre particulièrement énergique.

Quantité à injecter. — Après évacuation du pus par ponction ou incision, injecter de 2 à 4 centimètres cubes d'antiferment, jamais plus de 10 centimètres cubes.

Résultats. — Les observations de Kolaczek sont aussi démonstratives que celles de Muller et Peiser. Jamais cet auteur n'a observé d'autre suite qu'une amélioration rapide de symptômes de suppuration. Les suites affectaient presque toujours les mêmes caractères : chute thermique, brusque disparition des phénomènes douloureux, le pus prend un caractère plus séreux et son élimination diminue.

Après ces auteurs, la méthode de traitement est largement appliquée, et ceci avec succès, dans le traitement des suppurations aigues. Multiples sont les recherches confirmatives: Peiser [1], Hagen, en signalent de nouvelles observations. Kolaczek au Congrès de Berlin (avril 1909), va même jusqu'à conseiller ce traitement dans l'empyème. Lenz (Congrès de Heidelberg, 1908) a recours a l'emploi de l'antiferment du liquide d'ascite contre les suppurations oculaires et conjonctivales, les résultats sont remarquables dans le traitement des abcès des paupières et des dacryophlegmons. Il nous faudrait continuer encore cette longue énumération, nous préférons l'écourter et rapporter ici le fruit de notre expérience sur ce sujet.

Nous avons traité à l'aide de la méthode neutralisante par l'antiferment plusieurs suppurations localisées soit avec le Dr Coyon dans le service de M. le professeur A. Robin, soit avec le Dr Laurence dans le service du Dr Bazy.

---

1. Peiser. Ueber Antiferment Behandlung... *Centralbl. für Chirurgie*, 1908, n° 28.

Lorsqu'il s'agit d'une petite collection bien limitée, l'évacuation suivie d'un pansement imbibé d'antiferment met fin à la réaction inflammatoire. Nous avons eu l'occasion d'observer cette évolution dans plusieurs circonstances (abcès au voisinage d'un zona infecté, bubon de l'aine). En quelques heures la suppuration s'arrête, et le lendemain même de l'ouverture la suppuration est minime et la plaie bourgeonne. Dans de telles circonstances, le Dr Laurence dans sa thèse insiste sur l'action sédative et calmante du traitement. Les phénomènes douloureux s'effacent en quelques instants.

Ce serait une erreur de croire que le traitement réussit toujours quand il est appliqué dans les suppurations fermées. La ponction et l'injection d'antiferment ne constituent pas toujours une intervention suffisante et l'abcès doit nécessairement être incisé ou bien s'ouvre de lui-même à la peau. C'est que dans le pus aigu il y a plus que le ferment protéolytique des polynucléaires, il y a non seulement les éléments microbiens, mais encore des toxines diverses sans parler des poisons que peuvent apporter avec eux les polynucléaires suivant le processus curieux pénétré par MM. Arnozan et Carles (Congrès de Budapest, septembre 1909). Il faut drainer avant tout traitement sédatif, et suivant l'expression employée par J. Laurence [1] : « L'emploi de l'antiferment n'est en aucune manière capable de remplacer le bistouri du chirurgien dans les suppurations aigues. »

Et ceci est d'autant plus vrai que dans les suppurations diffuses telles que les phlegmons diffus, les furoncles au debut, les panaris, l'antiferment reste souvent sans effet à moins d'être employé à doses suffisamment abondantes sous la forme de bains d'antiferment de plusieurs heures de durée.

Comme J. Laurence l'a démontré dans sa thèse, le traitement à l'aide de l'antiferment constitue seulement une partie de la thérapeutique des suppurations aigues ; c'est un deuxième temps de l'intervention, le drainage passe avant tout. Aussi dans les affections mal drainées nous préférons ne pas y recourir (suppurations profondes, viscérales, osseuses, ou suppurations diffuses). En effet, nous ne pouvons savoir si dans de telles circonstances l'antiferment n'est pas une arme à deux tranchants. Dans les anfractuosités de la plaie, l'infection ne tarde pas à se développer même après l'introduction de l'antiferment, et alors l'antiferment, qui n'est cliniquement qu'un sérum, c'est-à-dire un bon milieu de culture, cesse d'être

1. J. Laurence, *Thèse Paris*, nov. 1909.

utile pour devenir nuisible ; l'agent pathogène y trouve un bon milieu de culture pour favoriser sa pullulation, d'où activation de l'infection qui subit un véritable coup de fouet.

Interprétation de cette action morbide. — Comment agit l'antiferment ? La réponse à cette question est facile à déduire de ce que nous avons rapporté plus haut ; l'antiferment agit en neutralisant l'action des ferments protéolytiques leucocytaires dont l'intensité dépasse le but.

Mais, on peut se demander si cet antiferment n'agit pas sur les éléments microbiens. A cette question, Muller puis Kolaczek [1] répondent par la négative. Kantorowicz [2] adopte une opinion analogue : l'antiferment ne possède aucun pouvoir bactéricide, il n'agit pas en détruisant les éléments microbiens, mais en neutralisant le ferment leucocytaire. Nous croyons au contraire que l'antiferment, loin d'exercer une action bactéricide, peut favoriser le développement des éléments microbiens; n'est-ce pas un sérum organique, donc un bon milieu de culture ? D'où la nécessité sur laquelle nous avons déjà insisté de n'employer ce traitement que dans les suppurations bien locali-

1. KOLACZEK Ueber die Behandlung eitriger Prozesse mit Antifermentserum und ihre theoretische Grundlage. *Beitræge z. Klin. Chirurgie*, 61, Bd., I. Heft.

2. KANTOROWICZ. *Loc. citato*, 13 juillet 1909.

sées dont le drainage est parfait. Non seulement ce
traitement est inutile dans les suppurations diffuses, mais c'est un traitement véritablement nuisible et qu'il faut rejeter sans hésitation de la
pratique journalière.

PROCESSUS GENERAUX

L'utilisation du ferment protéolytique dans la
thérapeutique des processus généraux n'est pas
encore expérimentée suffisamment pour permettre
de fixer des règles de conduite. Cependant, on
emploie deux modes de traitement qui méritent
de nous arrêter : les ferments métalliques conseil-
lés par M. le professeur A. Robin et le nucléinate
de soude préconisé par M. le professeur Chantemesse.

Les *ferments métalliques* agissent au cours de
certaines maladies infectieuses aiguës, en particulier la pneumonie et le rhumatisme articulaire
aigu. Leur action se manifeste au point de vue
biologique par une chute de la leucocytose, en rapport probablement avec une leucolyse intense, et
par des modifications urinaires, en particulier
des décharges uriques intenses. Rapidement, les
phénomènes infectieux paraissent subir une atté-

nuation progressive. Comme l'admet M. le professeur A. Robin (*loc. citato*), les ferments métalliques agissent surtout comme agent de leucolyse, ils détruisent certains leucocytes et mettent en liberté leurs ferments, ceux-ci dès lors portent aux échanges organiques un véritable coup de fouet et accélèrent aussi l'évolution vers la crise de guérison. Il n'est pas douteux que l'action se manifeste de cette façon, mais le processus intime de l'action thérapeutique échappe encore à l'analyse. Comment se produit la libération de la protéase, sur quels organes cette protéase dirige-t-elle son influence ? Telles sont les questions que l'on est en droit de poser sans pouvoir y apporter de réponses satisfaisantes.

Le nucléinate de soude fut préconisé par MM. le professeur Chantemesse et Kahn [1]. Ce médicament, injecté à la dose de 40 centigrammes sous la peau, possède la propriété de provoquer, six à huit heures après l'injection, une hyperleucocytose considérable avec élévation du pouvoir phagocytaire des globules blancs. Cette leucocytose provoquée s'accompagne nécessairement d'une activation de la protéolyse, de telle sorte que le processus réac-

---

1. CHANTEMESSE ET KAHN. Sur la prophylaxie et le traitement de l'infection péritonéale à l'aide de l'hyperleucocytose provoquée par le nucléinate de soude. Acad. de méd, 11 juin 1907.

tionnel prend une grande complexité. Quoi qu'il en soit, cette *leucothérapie* semble enrayer sinon guérir les manifestations péritonéales survenues à la suite de la perforation intestinale expérimentale (S. Diez et J. Campora) de même qu'en clinique (Chantemesse et Kahn). Cette thérapeutique est peut-être appelée à jouer un rôle important et beaucoup plus vaste dans le traitement de nombreuses maladies infectieuses, mais les données précises sur ce sujet ne sont pas suffisamment démontrées actuellement pour permettre de baser une opinion.

Néanmoins, F. Ramond [1], en s'appuyant sur des recherches expérimentales au sujet des leucocytoses provoquées démontre que le rôle préventif de ces leucocytoses à l'égard des manifestations infectieuses locales ne doit pas être considéré comme un fait actuellement démontré. Que ces leucocytoses soient formées de polynucléaires (injections de nucléinate) ou de mononucléaires (injections de pilocarpine (Besredka) ou d'iode (Labbé et Lortat-Jacob) elles restent sans effet sur une infection ultérieure, par contre elles enrayent une infection contemporaine.

La place de la leucothérapie n'est pas seule-

---

1. F. RAMOND. Action thérapeutique des leucocytoses provoquées. *Presse médicale*, 20 février 1904.

ment dans les infections. Jean Lépine [1] en 1907, plus récemment Fischer [2] (de Prague), puis Donath [3] (de Budapest) l'ont préconisée comme traitement de certaines aliénations mentales, en particulier comme traitement de la paralysie générale. Dans un récent travail, Jean Lépine [4] rapporte les résultats qu'il a obtenus en injectant à intervalles assez rapprochés 40 à 50 centigrammes de nucléinate de soude. Ces résultats, loin d'être aussi satisfaisants que ceux rapportés par les auteurs allemands, sont cependant très intéressants et les plus beaux résultats se rapportent aux confusions mentales aigues ou subaigues dont 7 sur 8 ont guéri par ce traitement; par contre échec complet dans la paralysie générale.

2° FERMENT LIPOLYTIQUE

De même que pour le ferment protéolytique,

1. JEAN LÉPINE. Essai de traitement de divers états mentaux par la réaction provoquée au moyen du nucléinate de soude, *Lyon médical*, 10 novembre 1907, t. CIX, p. 788.

2. FISCHER. Cité par Jean Lépine (4).

3 DONATH. Cité par Jean Lépine (4).

4 JEAN LÉPINE. Le nucléinate de soude et la leucothérapie en thérapeutique mentale *Presse médicale*, 29 janvier 1910.

la meilleure manière de provoquer dans un foyer l'arrivée ou la production du ferment lipolytique consiste dans la provocation d'un afflux des leucocytes dont le ferment lipolytique est la sécrétion. Comment atteindre ce but et dans quelles conditions faut-il y recourir?

Nous avons vu plus haut l'importance du ferment lipolytique dans la défense antibacillaire. N'est-on pas en droit de chercher à activer ce processus de défense chez l'homme pour tenter d'obtenir un ferment plus actif, réalisant comme chez la mite d'abeille une véritable immunisation chimique antituberculeuse?

Depuis longtemps, une notion de clinique s'impose à l'observation médicale. Les tuberculeux qui peuvent supporter le régime gras (huile de foie de morue, poissons gras, etc.) offrent une résistance plus considérable à l'infection tuberculeuse. Il arrive même dans certains cas que le traitement par l'huile de foie de morue peut réaliser de véritables résurrections. Ne doit-on pas chercher à rapprocher le tuberculeux ainsi traité de la chenille de mite qui vit de cire d'abeille? L'absorption de graisse n'active-t-elle pas les lipases organiques et ne réalise-t-elle pas ce que Métalnikoff dénomme une immunité imparfaite.

L'expérimentation apporte de nombreux faits

à l'appui de cette manière de voir. T.-B. Keyes [1] réussit à immuniser des bœufs en leur injectant de l'huile par la voie sous-cutanée. D'autre part, Claude, puis Gougerot [2] ont remarqué que les cobayes inoculés par la voie péritonéale avec des doses faibles de bacilles de Koch virulent et traités ensuite tous les deux jours, puis tous les huit jours à l'aide d'injection sous-cutanée de 1 centimètre cube d'huile contenant 1 à 2 centigrammes de lécithine, présentaient une survie très longue pouvant atteindre un an. D'autres expériences, dont nous ne ferons pas l'énumération, aboutissent à cette même conclusion que les animaux traités par les graisses phosphorées ou non présentent une résistance plus considérable à l'infection tuberculeuse que les témoins normaux.

L'un de nous a établi (N. Fiessinger) que chez les animaux traités pendant de longs mois par des injections sous-cutanées d'huile lécithinée, on observait à la fois l'augmentation de volume des ganglions lymphatiques et de la rate, organes lipasogènes, et l'élévation du pouvoir lipasique de ces organes. Ces animaux présentent, semble-t-

1. T.-B. Keyes The cure and prévention of bovine tuberculoses. Subcutaneous injections of oil *Americ Veter. Rev.*, XXVIII, 1904.

2. H. Gougerot. Reproduction expérimentale des cirrhoses tuberculeuses du foie. *Rev de médecine*, 10 février 1909.

il, une plus grande résistance à la tuberculose, mais avant d'accepter toute opinion définitive, il est nécessaire d'attendre d'autres expériences confirmatives sur ce sujet, appuyées sur des faits nombreux et démonstratifs.

Métalnikoff a envisagé la question des réactions lipasiques dans un cadre différent. Il a isolé la graisse du bacille, l'a injectée à des animaux et après des séries d'inoculations, il conclut aux propriétés légèrement immunisantes de la graisse de bacille, mais il a soin d'ajouter que l'immunisation n'est pas parfaite. Rien ne nous étonne dans ces résultats de Métalnikoff, la bactériolyse complète et rapide s'effectue beaucoup plus facilement avec l'action successive de la lipase puis de la protéase, qu'avec l'action isolée d'une lipase.

Ainsi, nous pouvons envisager une conclusion pratique notablement différente. On doit chercher à provoquer dans la tuberculose ce que réalise l'abcès froid modifié par injections : *une production de lipase* suffisamment active et sensible, *un afflux de polynucléaires porteurs de protéase*. La défense sera imparfaite tant qu'un de ces deux éléments faiblira. C'est au clinicien à chercher le mode de réalisation de ces deux temps thérapeutiques.

MAYENNÈ, IMPRIMERIE DE CHARLES COLIN

www.ingramcontent.com/pod-product-compliance
Ingram Content Group UK Ltd.
Pitfield, Milton Keynes, MK11 3LW, UK
UKHW022342090726
13658UKWH00001B/422